卵子の老化に負けない

妊娠体質に変わる栄養セラピー

古賀文敏ウイメンズクリニック院長
古賀文敏
栄養カウンセラー
定 真理子

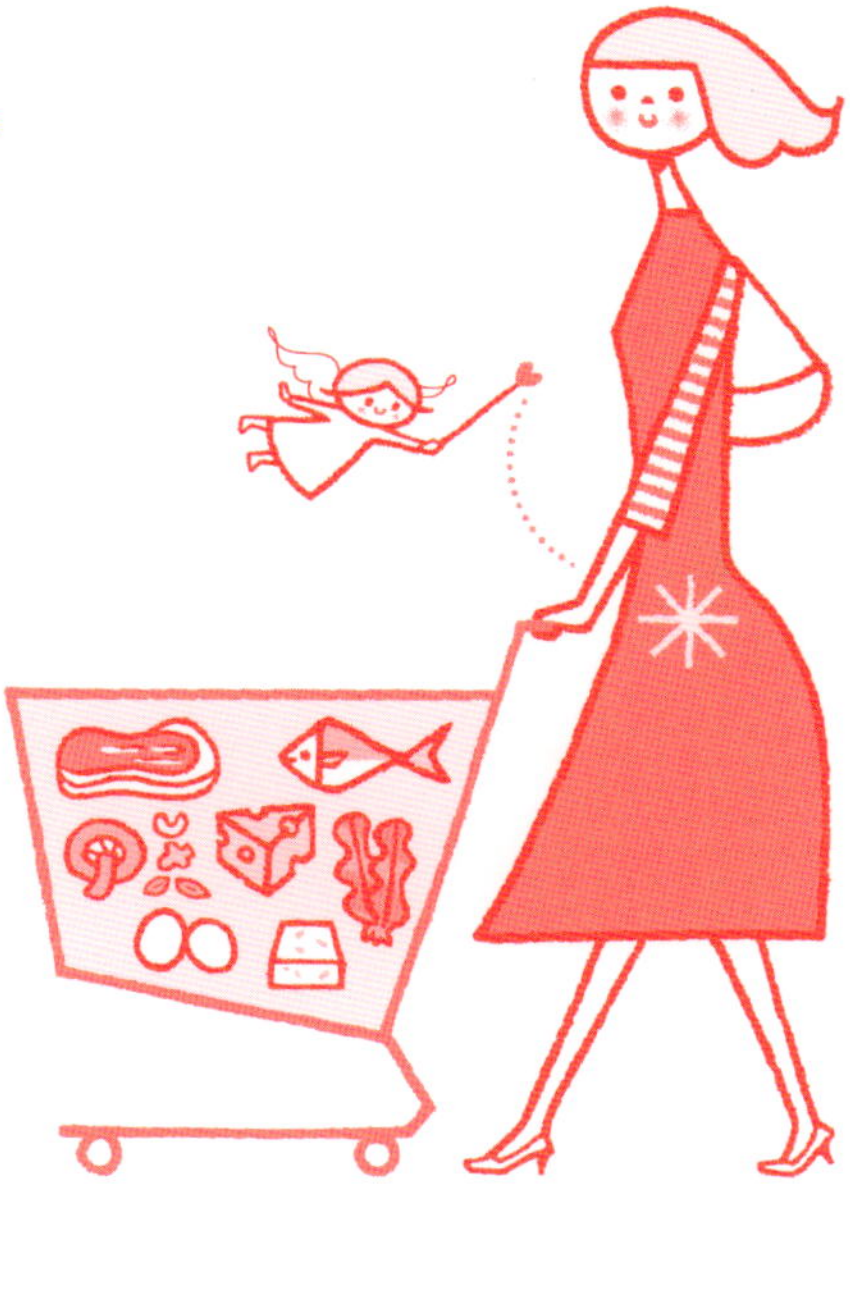

青春出版社

はじめに
——最新栄養医学でわかった、ママになるための食べ方のコツ——

あなたはこれまで、どんなものを食べてきましたか？

この本を手にとってくださった方は、「そろそろ赤ちゃんがほしいな」と考えているのではないかと思います。あるいは、妊娠にいいといわれることを、すでにいろいろと試してこられた方なのではないかと思います。

そんな皆さんにまず私たちがお伝えしたいのは、妊娠ほど栄養が深くかかわっているものはないということです。

妊娠とは、精子と卵子が出会うことからはじまります。そのためのベストタイミングを予測したり、精子と卵子が出会う手助けをするといったことが、これまでの一般的な妊娠へのアプローチでした。

しかし、女性が結婚する年齢が上がるのに伴い、高齢での妊娠・出産を望む人が増える一方、なかなか妊娠に至らない人も増えています。

その理由のひとつが、最近よく知られるようになった「卵子の老化」です。

卵子は日々新しくつくられるものではなく、女性がお母さんのおなかのなかにいるときには、すでにその元となる細胞がつくられています。卵子は女性とともに年をとる。だから高齢になればなるほど卵子も年をとり、その数も減少していくことで、妊娠が難しくなるというのです。

では、卵子の老化には、まったく打つ手がないのかというと、そんなことはありません。実は栄養面からアプローチすることで、たとえ高齢でも卵子の質を高めたり、卵子が減るスピードをゆるめることができるのです。

また、新しい生命を体内で育み、出産するというプロセスには、さまざまな栄養素がかかわってきます。そのためには、妊娠前と同じ食べ方をしていてはとても追いつきません。

美容や健康のために、カロリー制限をする、野菜をいっぱい食べる、肉や魚などの動物性食品を控えめにする……このような食べ方では妊娠に必要な栄養が不足してしまいます。

妊娠を望むならば、まずは食べ方を見直す必要があるのです。

何を食べ、何を食べないかは、年齢を問わず妊娠に大きく影響します。最新栄養医学をもとにその食べ方のコツをまとめたのが、「栄養セラピー（分子整合栄養療法）」です。

2010年に出版された『「妊娠体質」に変わる食べ方があった！』（青春出版社刊）は、栄養セラピーで妊娠力を高める方法を紹介した最初の本となります。

好調に版を重ねてきましたが、発売から数年経ち、妊娠に効果がある栄養素や、不妊治療を通して見えてきた妊娠と栄養とのかかわりといった新情報を加え、このたび新しい本として生まれ変わりました。

不妊治療の専門医として、また妊娠をサポートしてきた栄養カウンセラーとして、私たちのこれまでの知識と経験をあますことなく述べました。これから妊活をはじめる方はもちろん、現在妊活中の方、不妊治療中の方にも、お役に立てることと思います。

この本と出会われた皆さまが、妊娠体質へと変わることを願っています。

目次

『卵子の老化に負けない「妊娠体質」に変わる栄養セラピー』

第1章

食べ方を変えれば妊娠力がアップする！

実は女性の味方だったコレステロール――古賀文敏

第2章

妊娠から出産まで　栄養セラピーのすごい効果

この栄養素が「妊娠体質」をつくる――定 真理子

第3章

今日から実践！「妊娠体質」に変わる食べ方

高たんぱく・低糖質な食べ方のコツ――定 真理子

第4章

「卵子の老化」に負けないヒント
知っておきたい女性の不調と不妊治療のこと――古賀文敏

カバーイラスト／毛利みき
本文イラスト／富永三紗子
本文デザイン／青木佐和子
編集協力／樋口由夏

第1章

食べ方を変えれば妊娠力がアップする！

実は女性の味方だったコレステロール

―― 古賀文敏

残念な妊活、していませんか?

私（古賀）が福岡で新しい形の不妊治療の専門施設を開院して10年になります。

開業する前は大学病院や国立病院、新生児センターなどに勤務していました。大学病院では、多くの不妊に悩む女性の治療にあたってきましたが、その頃から、なかなか妊娠に至らない女性の願いをどうやって叶えてあげられるかをずっと模索してきた気がします。

「できるだけ自然な形で赤ちゃんを授かりたい」

多くの女性がそう望んでいるのではないでしょうか。でもその一方で、妊娠するのに適した時間は限られています。

妊娠は非常にデリケートな問題です。ですから私は、できるだけ一人ひとりとゆっくり時間をかけ、正直な気持ちをお話ししてもらえるように心がけてきました。

こうして多くの不妊に悩む女性を見ていくなかで、気がついたことがあります。

福岡という土地柄、私のクリニックにはキャビンアテンダントの方も多く受診していいます。皆さん背も高く、ほっそりとしています。一般的には「とてもスタイルのよい女性」

といえるでしょう。

ところがそのようなスタイルのよい女性ほど、なぜか妊娠しにくい傾向があるのです（もちろん、妊娠率には年齢が大きくかかわっていますから、ある一定の年齢以上のケースであることはお断りしておきます）。

最初は、何か職業上の理由があるのかと思ったほどです。

ちなみにアメリカでは、美容師は卵巣予備能（卵巣内にどれくらいの卵が残っているか）が低くなりやすいという報告があります。これはヘアカラーに使う材料が皮膚を通して吸収され、卵巣毒性（卵巣にダメージを与えること）をきたしやすいという推察でした。ただ日本では美容師さんは手袋をはめるので、あまり当てはまるとは思えないのですが……。

さて、話を戻しましょう。スタイルのよい女性に妊娠しにくい傾向がある点について、さらにいくつか共通点があることがわかりました。

皆さん同じような「妊活」をしているのです。たとえば、

◉ヨガをやっている

◉ランニングなど運動に熱心に取り組んでいる
◉ダイエットをしている（スリムな体形を維持するため）
◉食事に気をつかっている

食事に気をつかっている、という点についてさらに具体的にいいましょう。

カロリー制限をしているというだけでなく、マクロビオティック食など、野菜偏重の食事で肉を食べない、油を避けるようにしている、ファスティング（断食）をしている、健康のためにスムージーを飲んでいるなどなど。

もちろん一つひとつが悪いというわけではありません。

ただ、間違ったヘルシー志向というのか、健康に気をつかいすぎて、結果として「栄養不足」になっているのです。

妊活をがんばった挙句、それが妊娠を遠ざけているとしたら、こんなにもったいないことはありません。

そこから私は、不妊治療を続けながらも、妊娠するためには食生活も大切なのではないかと考えはじめたのです。

「食生活と妊娠は関係ない」は本当？

「食生活って妊娠に関係ありますか？」

もしこのように尋ねられたら、今の私なら「あります」と答えるでしょう。

これまで、不妊にかかわるドクターが、食生活に関心を持つことはなかなかありませんでした。

何よりも、目の前の不妊に悩む女性には時間がありません。食生活を改善するよりも治療が優先されます。

食生活はあくまでもその人が個人で工夫するもの、そもそもドクターは食事については専門ではないのですから、指導のしようもありません。

今の産婦人科の世界では、「食生活と妊娠は関係ない」という考え方が半ば常識となっています。

なぜなら、食生活が妊娠につながるという科学的な裏づけが今まではなかったからです。

妊娠しやすい食生活を疫学的にはじめて明らかにしたのが、『妊娠しやすい食生活』（日本経済新聞出版社刊）という本でした。ハーバード大学による女性看護師を対象にした、大規模な疫学調査の結果が書かれているのですが、これによると、適切な食事をとると、不妊の原因でもっとも多い「排卵障害」を改善できるとうたわれています。

しかし、これはあくまでも「排卵障害」の改善の話です。

私たち生殖補助医療の専門家にとって、排卵障害は、実はそれほど厄介な問題ではありません。

実際、私のクリニックでも、そして日本中の多くの不妊治療専門施設でも多くの女性が悩んでいるのは、年齢に伴う卵の減少、そして卵の質の低下です。

体外受精をおこなうなかで、実際に卵を体外に取り出すことを採卵といいます。そして、そのあと、受精や受精卵の分割の状況を毎日顕微鏡で観察します。

ある意味、妊娠したい女性本人よりも、卵と身近につきあっている私たちにとって、卵そのものが食生活によって変わるのか？　ということは、依然としてわからないテーマでもあるのです。

実際、２０１６年の日本生殖医学会のすべての演題５００題中、栄養の問題をテーマにした発表は、わずか３題に過ぎませんでした。

体外受精で、採卵・胚移植（受精卵を子宮内に戻すこと）の結果が不成功に終わったとき、治療を受けた女性が「これから私にできることはありますか？」と担当医に尋ねても、あまりはっきりとした返事をもらったことが少ないと感じるのは、ある意味、普通のことなのです。

そして不妊に悩む多くの女性は、何か自分でできることはないかと、ネットでの情報を頼りにしはじめます。

今までの不摂生を改めようと、マクロビオティックやファスティングなど食事の改善をはじめたり、過度なダイエットやランニングをはじめたり……。

人によっては、ヨガや漢方、鍼灸やヨモギ蒸しをやってみたり、御利益のある神社巡りをはじめたりします。

皆さんも思い当たるところがあるのではないでしょうか？

でもこれは、生殖医療の専門家である私たちが、今まで適切なアドバイスをしてこなかったからなのです。というよりもむしろ、どうアドバイスするべきかわからなかったから、できなかったともいえます。

卵子は一生入れ替わらない

前項で、多くの不妊の女性たちを悩ましているのが、年齢に伴う卵の減少、卵の質の低下であるといいました。

年齢に伴って卵が減ること、そして卵の質が低下していくことは、私たち専門家にとっては当たり前の事実でした。

しかし、「いつか子どもを産みたい」と漠然と思っている女性はもちろん、不妊に悩んでいる女性のなかにさえ、この事実を知らない人が多かったのです。

2012年、NHKの「クローズアップ現代」で放送された「産みたいのに産めない～〝卵子老化〟の衝撃～」という番組が反響を呼びました。そのなかで、「卵子は老化する。35歳を超えると妊娠が難しくなる」という事実をはじめて知り、文字通り衝撃を受けた視聴者も少なくなかったことでしょう。

人間の体細胞は、常に新しいものと入れ替わっています。たとえば、

◉骨……………3～5年で骨のすべての細胞が入れ替わる
◉血……………4カ月で入れ替わる（赤血球は120日）
◉胃……………約5日で入れ替わる
◉筋肉、肝臓……2カ月で入れ替わる
◉小腸…………2日で入れ替わる
◉肌、髪………1カ月で入れ替わる

しかし、入れ替わることのない唯一の細胞があります。

それが生殖細胞です。

とくに卵子は、女性がお母さんのおなかのなかにいるときにすでにその一生分がつくられています。つまり、あなたのお母さんがあなたをおなかのなかに宿し、胎児であるあなたの子宮のなかで、すでにあなたの一生分の卵子がつくられていたのです。

その卵子は、はじめての排卵、つまり初潮を迎えるときまで子宮のなかで眠っている状態です。

初潮を迎えてからは、卵子の数は、年齢とともにどんどん減少していきます。つまり、胎児のときにもっともその数が多いということになります。

毎日つくられる精子と比べると、とても不思議な気がしますね。

精子は毎日つくられるのでいつでもフレッシュです。たとえ男性が高齢であるとしても。それに対して卵子は、生まれたときから大切に保管されていたとはいえ、そのとき、その時点で排卵された卵子がもっともフレッシュなもの。とはいえ、20年もの、30年ものだったりするのです。

妊娠中に、おなかの赤ちゃんのためにいい栄養が必要なのは、誰でもわかりますよね。赤ちゃんが元気に育つように、そして出産がラクになるように、多くの妊婦さんが食事に気をつけています。

一方で、一生入れ替わることのない卵子は、栄養でつくり変えられるわけではありません。栄養を改善したからといって、卵子の質がアップしたり、体外受精の成績が上がったりするということはまず考えられないだろう、というのが、今までの多くの生殖医療の専門家の見解だったのです。

卵子の量が栄養と関係していた！

先ほど卵巣予備能について少し触れましたが、自分のなかに卵子がどれくらい残っているかを示す検査が抗ミュラー管ホルモン（ＡＭＨ）の検査です。

ＡＭＨは発育過程にある卵胞から分泌されるホルモンで、どれくらいの卵子が残っているかをある程度知ることができる検査として、とても有用です。

次ページの「ＡＭＨの年齢別推移」という図を見てください。右下がりになっている線を見るとわかるように、年齢が上がるにつれ、ＡＭＨの値が下がっているのがわかると思います。ＡＭＨの値が下がってくるにつれ、体外受精のときに採卵する数に直接比例してきます。

ただし、グラフをよく見てください。点のように散らばっているのが、個人の数値です。一人ひとり、かなり違うことがわかると思います。20代でもＡＭＨ値がかなり低い人もいれば、40代でも20代の平均値以上に高い人もいます。ＡＭＨ値は、個人差が非常に大きいものなのです。

AMH（抗ミュラー管ホルモン）の年齢別推移

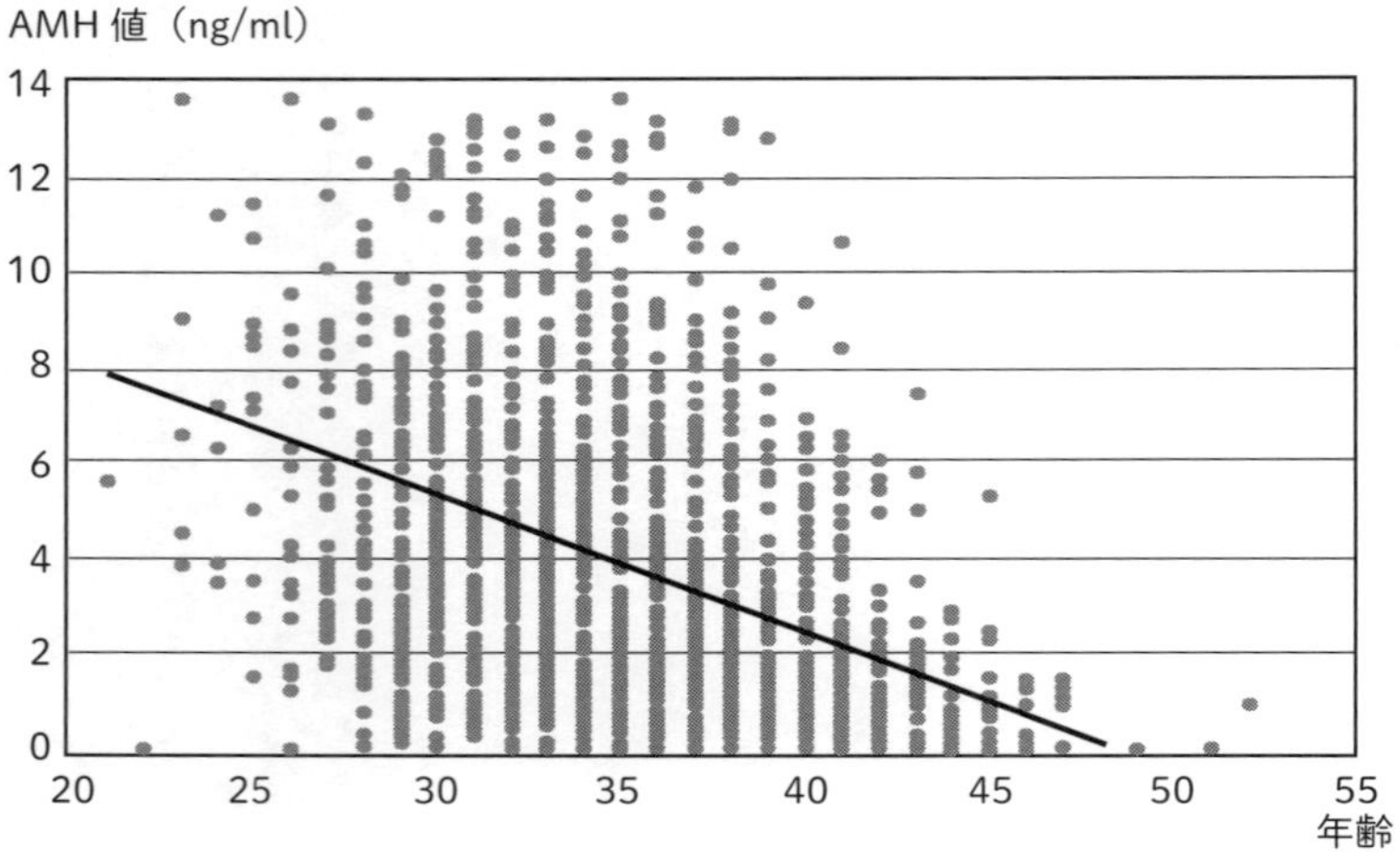

昔、女性が20歳代で結婚し、35歳までに妊娠・出産を終えていた時代（35歳以上の出産を高齢出産と呼んでいた時代）は、それでもこの卵巣予備能はあまり問題にはなりませんでした。

ところが、40歳手前で結婚する人が増えてきた現代では、この個人差が大きな問題になってきます。たとえば30代後半で結婚して1年経ち、検査だけのつもりで不妊専門のクリニックを受診し、このＡＭＨの検査を受けて、卵巣予備能がほとんどないことがわかり、いきなり体外受精をすすめられて混乱する、といった方も多いのです。

この個人差が出てくる理由はさまざまですが、とくに38歳、39歳あたりの女性でＡＭＨ

総コレステロールとAMHの関係

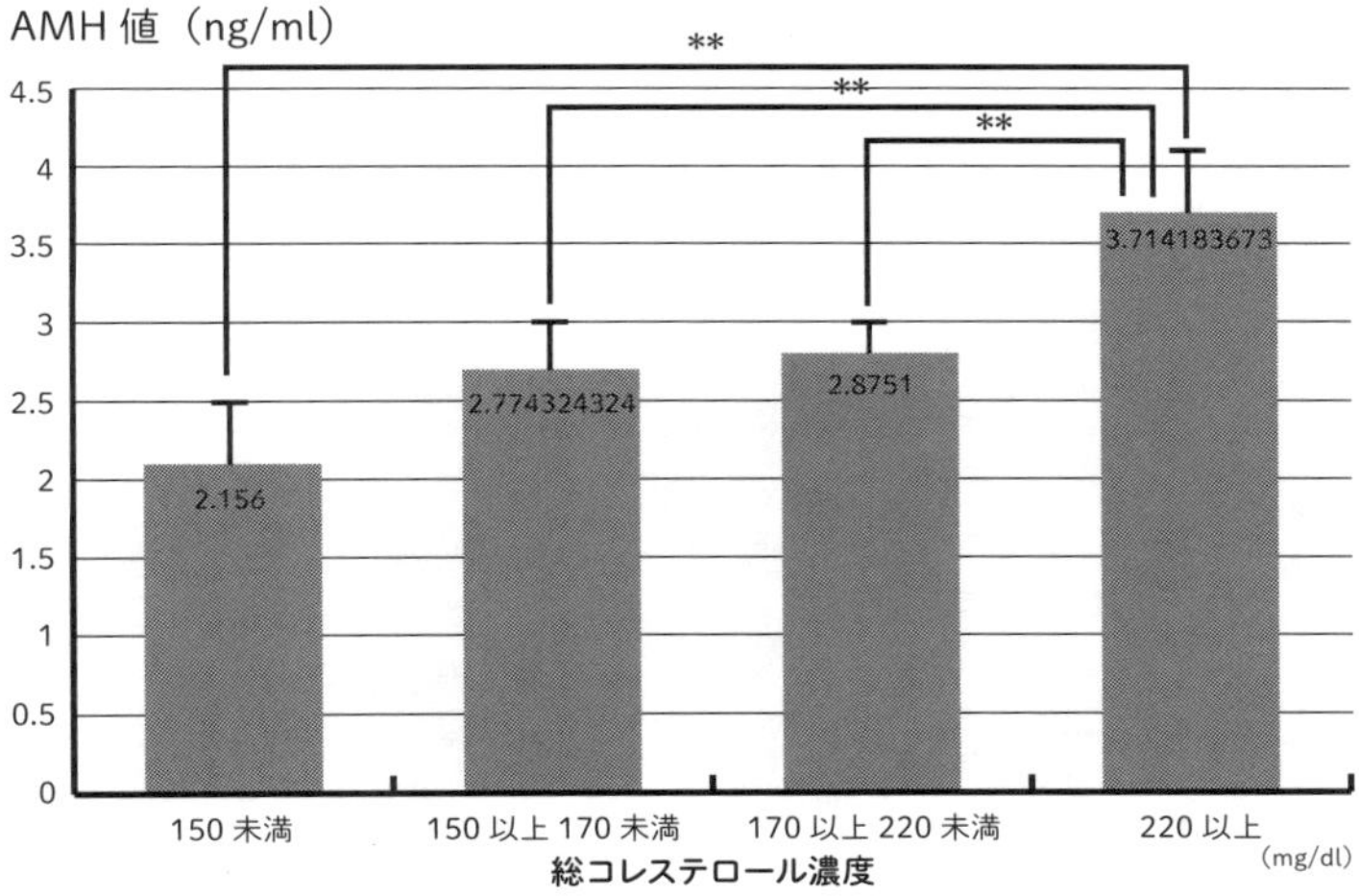

の値が低い人のなかに、この章の最初でお話しした、いわゆる「ほっそりとしたスタイルのよい女性」「健康に気をつかって食生活にも気を配り、妊活をがんばっている女性」が多いことを実感していました。

逆に、ややふっくらとした体形の女性は、40歳を過ぎても卵巣内に卵胞がたくさん見え、体外受精をおこなう際には、たくさんの卵子を採卵でき、妊娠に至りやすいという経験を何度もしてきました。

きちんと食事も気をつけて努力をしている人がなかなか妊娠しづらいのに、さほど食事に気をつかっていない、ややふっくらとした女性が妊娠につながりやすかったのです。

ちなみにいわゆる小太りの方に、多嚢胞性《たのうほうせい》

卵巣症候群（ＰＣＯＳ）といって、卵巣に卵胞がたくさんできてしまうために、排卵しにくくなる病気の人が多いのですが、この病態だけでは説明できません。多嚢胞性卵巣症候群の方はコレステロールが高いのですが、このあたりが関係しているのかもしれないと私は考えはじめました。もしかしたら、栄養も含めて、何か目標とするものが違うのではないか、そう思ったのです。

そこで、メタボリックシンドロームの指標でもあった、総コレステロールとＡＭＨの関係を調べてみることにしました。すると、コレステロールが高い女性ほど、ＡＭＨ値が高いことがわかりました。逆にいえば、コレステロールが低いと、早く卵巣予備能が低下することがわかったのです（25ページ上のグラフ）。

いちばん大切なのはコレステロール

妊娠するのにもっとも大切な栄養素はコレステロールではないかと考えはじめた頃、さらにその考えを確信に変える研究を知りました。

それが宗田マタニティクリニック院長である産婦人科医、宗田哲男先生の研究です。

宗田先生は、糖尿病合併妊娠の妊婦さんを、糖質制限による栄養管理で治療されています。宗田先生は著書『ケトン体が人類を救う』（光文社刊）のなかで、新生児や胎児の臍《さい》帯血《たいけつ》（へその緒のなかに含まれる胎児血）や絨毛《じゅうもう》（細い根のようなもので、子宮内膜に根を生やし胎盤を形成する。赤ちゃんはここを通して母体と酸素や栄養のやりとりをする）のケトン体濃度を多数測定、その濃度が基準値の20〜30倍になることを世界ではじめて明らかにしました。

詳しい内容は本に書かれていますので、そちらをお読みいただきたいのですが、ここではその研究内容のなかで、不妊にかかわる、もっとも興味深い部分を紹介します。

まず、ケトン体とはどのようなものかを簡単に説明しましょう。

これまで、「筋肉や内臓を動かすためにはブドウ糖をとるしかない」、また「脳を働かせるために必要なエネルギー源として利用できるのはブドウ糖だけ」と考えられてきました。ところがこれは間違いだったのです。

人間の体のエネルギー源には、ブドウ糖によるものとケトン体によるものがあります。

私たちが食事で糖質をとったとき、分解されてブドウ糖というエネルギーになります。血中のブドウ糖の濃度（血糖値）も上がります。上がった血糖は、通常、食後約2時間で終了します。そのあとブドウ糖の供給源は、肝臓で分解されたグリコーゲンなどからなります。

一方、ケトン体とは、脂肪を分解してできるエネルギーです。ブドウ糖でのエネルギーが足りないとき、ケトン体をエネルギー源として利用します。

ヒトが糖質を摂取しなかったとき、脂肪を分解することで栄養とする代謝システムに変わります。その過程で出てくるのがケトン体です。

少し難しい話になりますが、もう少し続けます。

たとえば原始時代、女性は現代のように糖質があまりない状況で妊娠していました。ということは、妊娠が成立し、おなかのなかで成長する胎児は、ブドウ糖ではなくケトン体をエネルギーにしていたのではないかと考えられます。先述の宗田先生は、これを論文で示したのです。

それまではケトン体が血液中に多くなる高ケトン状態はとても危険だとされてきました。私もNICU（新生児集中治療室）に勤務していた頃、新生児の頭の栄養はブドウ糖だけだから、血糖値を下げたら脳に後遺症を残してしまうと指導され、常に新生児の血糖値を測っていました。

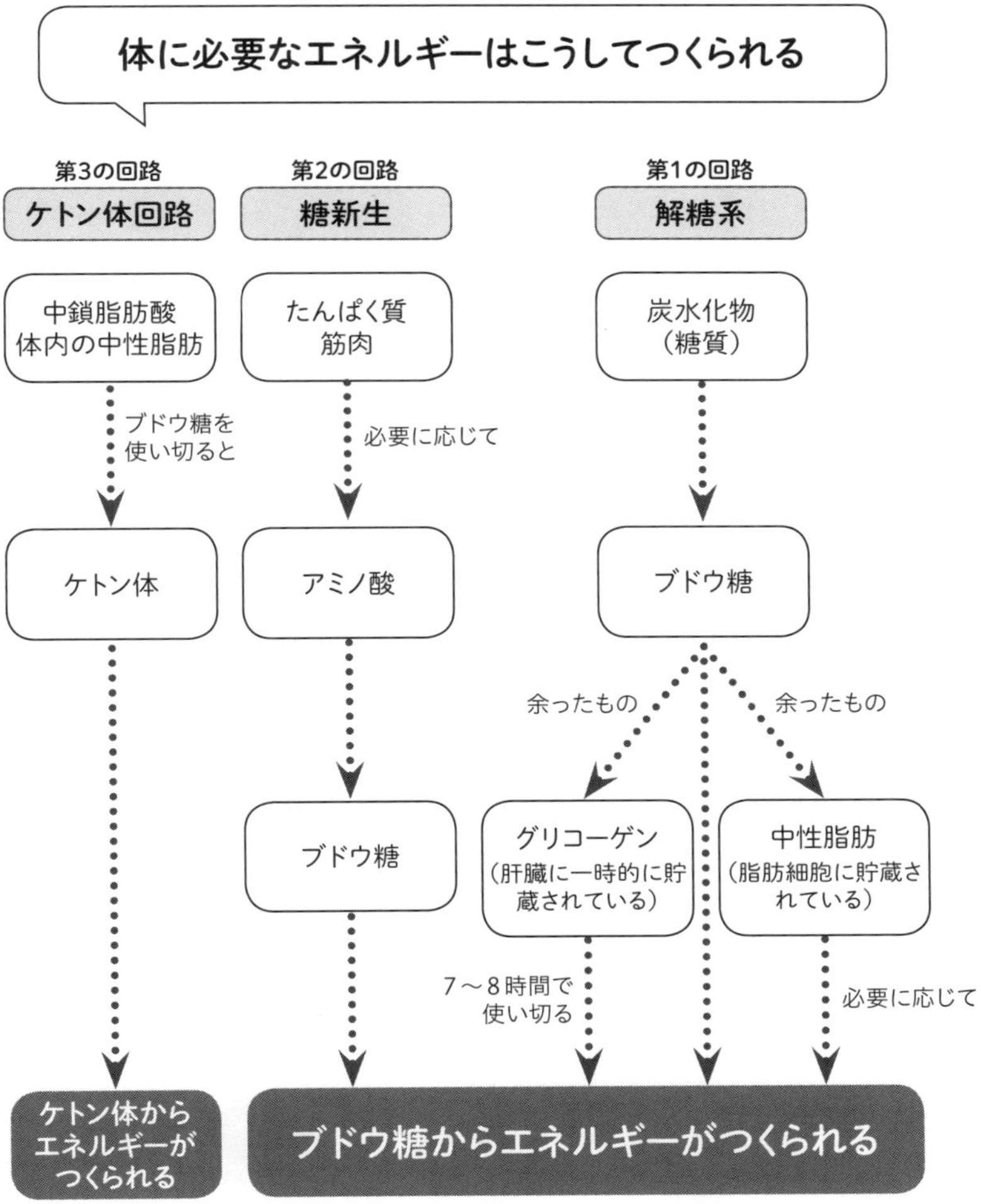

脳や体は「ブドウ糖」か「ケトン体」を
エネルギー源にしている

ところが、胎児や生まれたばかりの赤ちゃんは皆、高ケトン状態であることがわかったのです。しかも、妊娠のごく初期、6週の時点ですでに非常に高い値でした。また、臍帯血や胎盤内の組織液のケトン体の値から、ケトン体は胎児の体内でつくられるのではなく、絨毛（胎盤）でつくられていると考えられました。

ということは、胎児や赤ちゃんは、ブドウ糖を使った代謝ではなく、脂質（ケトン体）を使った代謝、つまり脂肪を分解してエネルギー源としていることになります。

宗田先生も著書のなかで述べていますが、これは、「ケトン体代謝こそが、人間本来の代謝だった」ということを示しているのではないでしょうか。

なぜなら昔は、生まれてすぐに赤ちゃんに栄養を与えられなかったことも多かったでしょうし、女性が胸やお尻に脂肪をつけているのも、食糧難など危機的な状況のときに脂肪を分解して生きのびるため、と考えられるからです。実際、母乳の30％は脂肪分でできています。

またこれは産婦人科医なら誰でも知っていることですが、妊娠後期になると、母体のコレステロール値が上がります。

コレステロールとは、いうまでもなく脂質の一種です。そして宗田先生のデータでも、糖質制限をしている、いないにかかわらず、多くの妊婦さんのケトン体値は高かったのです。

今まであげてきた事実を踏まえれば、妊娠後期の妊婦さんのコレステロール値が高いのは、大いにうなずけます。胎児が、母体に脂肪やたんぱく質を要求していると、宗田先生も述べています。

ここからは私が考える不妊にかかわる話です。

胎児や妊婦さんのエネルギー源がブドウ糖ではなくケトン体であるならば、妊娠するために必要なエネルギーも、脂質を分解して得られるケトン体なのではないかということが、十分に予測できます。そこで私も、採卵時に卵胞液、静脈血の血糖とケトン体を調べてみました。

まず卵胞液と静脈血でケトン体を調べると、卵胞液で181・1㎛ol／mℓ、静脈血で185㎛ol／mℓと、宗田先生のデータのような有意差は見られませんでした。しかし実はケトン体は70㎛ol／mℓで異常とされます。そのため、採卵時にはすでに女性の体にはケトン体が大量にあることになります。そしてこのデータをよく観察すると、発育卵胞数が多くなり、女性ホルモンであるエストロゲンが上昇すると、ケトン体も比例して上昇することがわかりました。ブドウ糖にはこのような変化はありません（33ページ上のグラフ）。

このことから、受精や胚発育の段階でも、ケトン体がエネルギー源になっている可能性があります。

ちなみに、生殖医療の現場では、受精した卵を培養液に入れて育てていきます。受精して3日めまではピルビン酸を、それ以降はブドウ糖を栄養としています。これは、ウサギの卵管内の組成を調べた研究などから導き出された結果ですが、当時の研究者に尋ねると、ケトン体は調べていないとのことでした。初期胚では解糖系がまだ未成熟なためにピルビン酸が栄養素になっていると推察されていますが、ケトン体はひとつ大きな役割を果たしているかもしれません。

今、私は卵管内のケトン体について調べていますが、私たちの推測通り卵管内にケトン体の存在を確認できます。今後胚の培養液の組成が大きく変わる可能性があり、胚発育向上の可能性を秘めています。

胎児も妊婦さんもケトン体がエネルギー源だとしたら、妊娠前にコレステロールが高い

女性ホルモン（エストラジオール）別ケトン体濃度

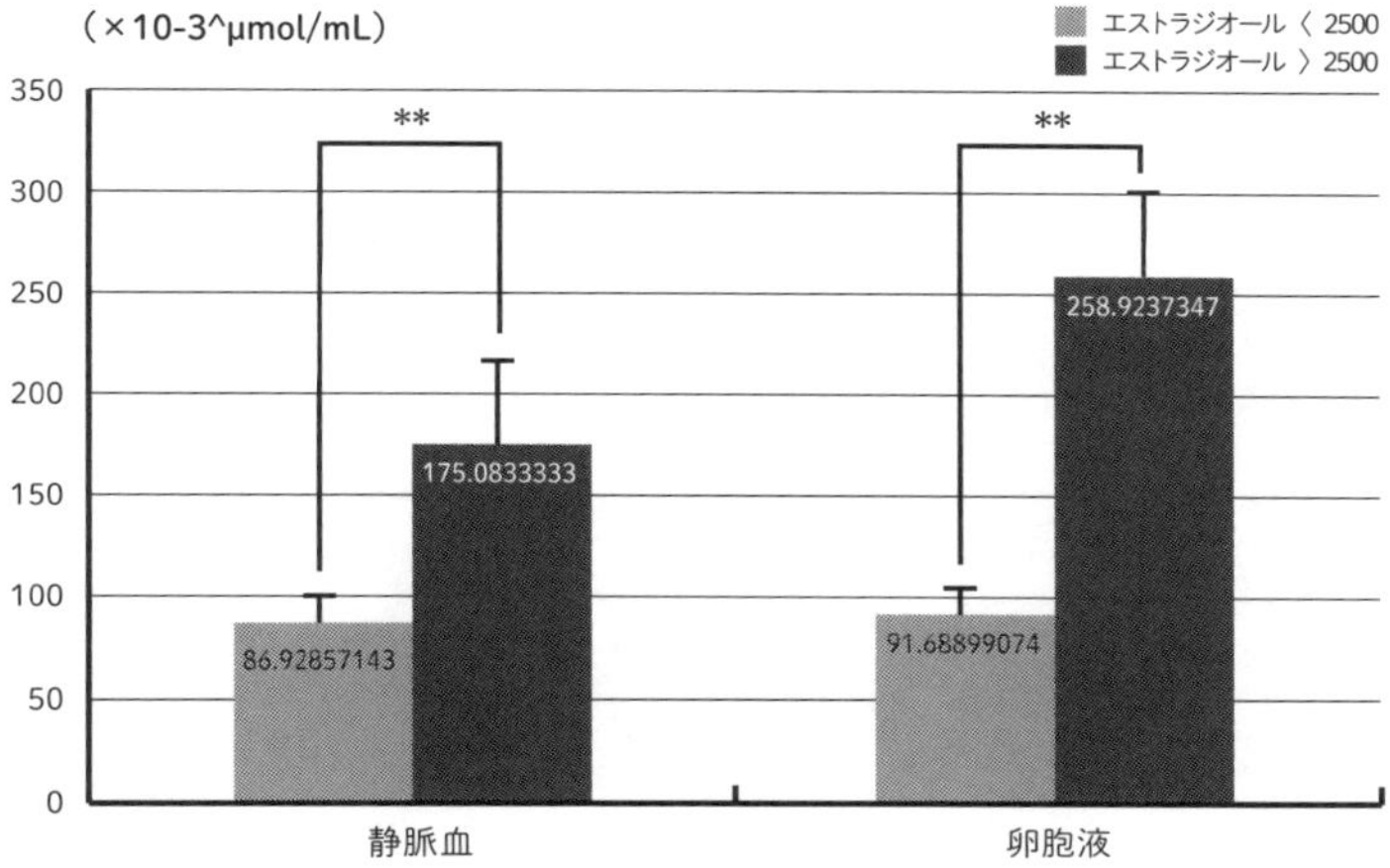

女性ホルモン（エストラジオール）別ブドウ糖濃度

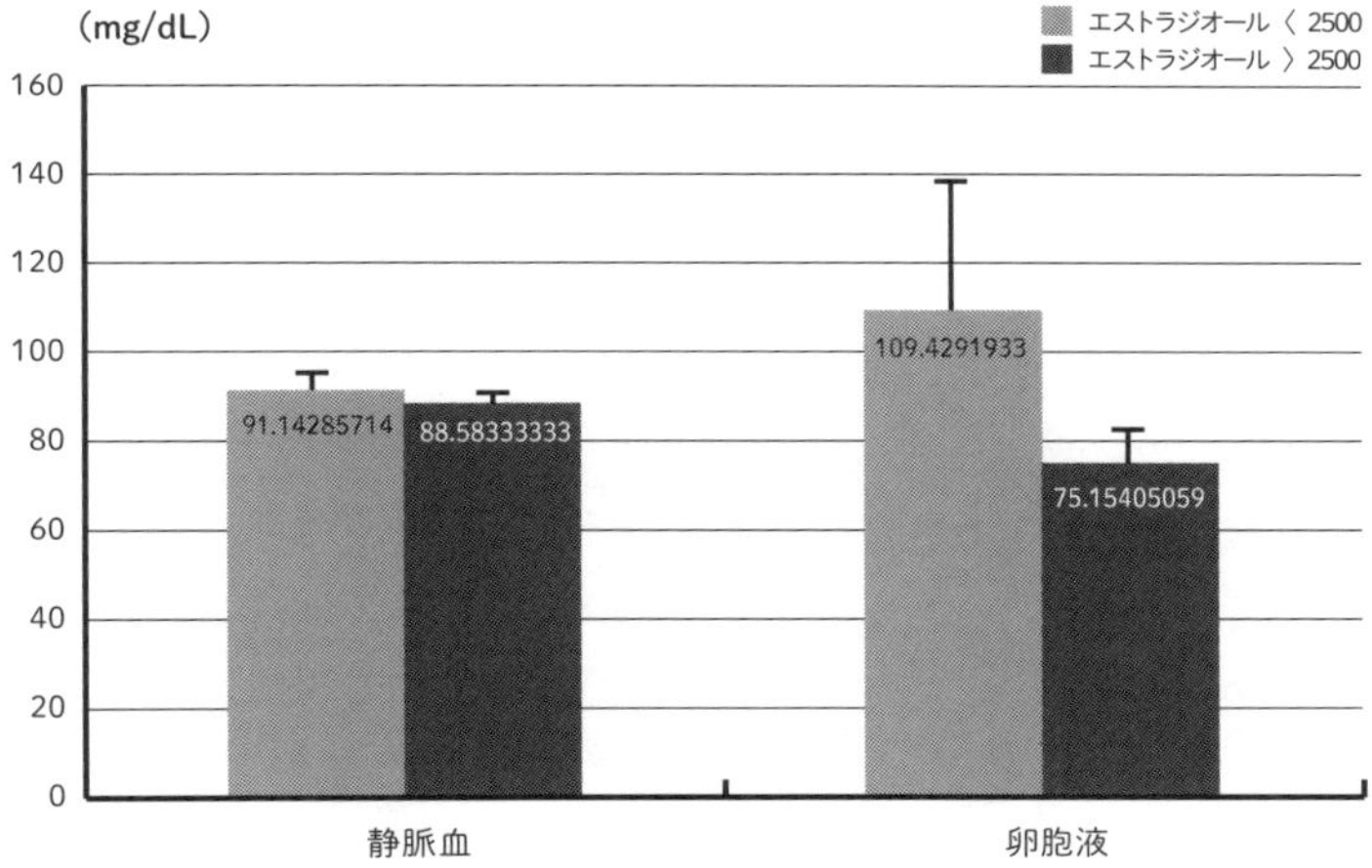

状態をつくっておくことは、妊娠にとって非常に有利なのではないでしょうか。

あらためて、今までの不妊治療で栄養指導はないがしろにされていた、というよりも、今まであまりにも栄養指導がなされてこなかったと実感します。

もちろん、食生活を改善したからすぐに妊娠する、というわけではありません。しかし、不妊治療をおこなったうえで、同時進行で食生活を改善した人はより妊娠しやすくなる、ことはいえるでしょう。

まず優先すべきはコレステロール値を上げる食事だったのです。

「いい油」はむしろ妊娠の強い味方

コレステロールを上げる食事と聞いて、違和感を覚える人もいるかもしれません。脂肪をとったほうがいいといわれても、躊躇《ちゅうちょ》してしまう人がほとんどでしょう。

なんといっても、今まで「脂肪（油）＝とってはいけないもの」「脂肪＝太る」「脂肪＝心疾患など病気のリスクを上げる」という印象が強く、低脂肪の食品や、コレステロールを下げるための商品が巷《ちまた》にあふれていたのですから。

でも、もうためらう必要はありません。今までの栄養学が間違っていたのです。

そもそも私たちが脂肪を避けるようになったのは、1950年代にアメリカのアンセル・キーズ博士が「動物性脂肪のとりすぎが疾患を招く」と発表したことが発端でした。

当時アメリカでは、心筋梗塞などの冠動脈疾患がおもな死因で、その要因についての研究がおこなわれていました。キーズ博士は、日本を含む世界7カ国の食生活と心疾患リスクの程度を調査し、動物性脂肪（飽和脂肪酸）が心疾患の原因であると結論づけました。

これが、動物性より植物性がいい、脂質はなるべく控えて、とるなら体に悪い動物性脂肪（飽和脂肪酸）であるベーコンや牛乳・バターではなく、植物性油（不飽和脂肪酸）を選ぼう、という流れになりました。

そして1977年、アメリカ上院による食事ガイドライン「マクガバン・レポート」が出され、食事目標が設定されました。内容は、脂質を30％減らすこと、バターを食べないようにすることなど、飽和脂肪酸の削減が心疾患を改善させるという内容で、これに加えて炭水化物の比率を増やすことなどが盛り込まれていたのです。

その結果、実際どうなったのでしょうか。本当に病気のリスクは減ったのでしょうか。

答えはＮＯです。

2000年のデータと比較すると、1971年に比べて脂肪摂取率は36・9％から32・8％と低下したにもかかわらず、肥満率は14・5％から30・9％と、倍以上にアップ。さらに糖尿病も増加してしまいました。

そしてアメリカで、5万人の閉経した女性を対象に、平均8年にわたって追跡調査した結果、「低脂肪＋野菜豊富な食生活」は、総コレステロール値を下げず、心血管疾患、乳がん、大腸がんのリスクを下げないことがわかりました。

そして2015年。ついに、このマクガバン・レポートは誤りだった、低脂肪（ローファット）は健康的ではない、という衝撃の事実が発表されたのです。

そう、脂肪は悪者ではなかったのです。

2007年には日本動脈硬化学会でのガイドラインから、脂質異常症の診断基準として総コレステロール値は外されました。さらに2015年には、アメリカの食生活指針から、コレステロールを多く含む食品の摂取制限が削除されました。そして、日本でも同じように撤廃されたのです。

このような背景とともに、先に紹介した総コレステロール値とAMHの値の関係を踏まえると、妊娠前からコレステロールをある程度高くしておくことを目指してもいいのではないでしょうか。

ところで、「完全無欠コーヒー」という名前を聞いたことがありますか？

ＩＴ企業家であるデイヴ・アスプリー氏は、大金を投じてさまざまな健康法を自ら試し、心身の能力を向上させる方法を研究していますが、彼が著書『シリコンバレー式　自分を変える最強の食事』（ダイヤモンド社刊）のなかで「ベストな朝食」として紹介しているもので、大変注目されています。

私も毎朝飲んでいますが、中身は厳選されたコーヒーに、ＭＣＴオイル（ココナッツ由来の中鎖脂肪酸オイル）、そして１００％グラスフェッド（牧草飼育）バターを加えたもの。飲むと集中力が増し、パフォーマンスが最大化して元気になってしまうというコーヒーです。

注目してほしいのは、それまで悪とされてきた飽和脂肪酸のバターとココナッツオイルを加えている点です。先ほどケトン体についてお話ししましたが、完全無欠コーヒーに入っている脂肪分（とくにＭＣＴオイル）は、体内に有用な量のケトン体を急速にもたらしてくれるオイルです。集中力が増すのは、脳がケトン体をエネルギーとし、血糖値が安定しているからです。

このように最新の健康法にも、体にいい油が注目され、その効果を発揮しています。

ただ、脂質が体にいいからといって、すべての脂質がOKというわけではありません。体にとっていい油、悪い油があります。その具体的な中身については、第3章でお話しします。

糖質制限が卵子の老化を防ぐ！

糖質制限ダイエットも、今やかなり定着してきました。

いわゆるパンやご飯、うどんなどの麺類、甘いものなどの糖質を制限することがダイエットにつながることは、多くの人が認めるところとなりました。

私たちの体は、糖質を多く含む食品を食べると、血糖値が急激に上がり、体に脂肪をため込むしくみになっています。食事を選ぶうえで避けるべきは脂肪（脂質）ではなく、糖質だった、というわけです。

ただこの糖質制限が、血糖のコントロールや体重減少には有効であっても、不妊症に有効かどうかについては、ずっとわからずにいました。

この問いに答えてくれたのが、ウィメンズクリニック神野《じんの》の神野正雄先生の研究でした。

その研究の紹介をする前に、「糖化」についてお話しする必要があります。

糖化は、最近では女性誌の美容特集やテレビの健康番組などでも取り上げられることが増えたので、知っている方もいるかもしれません。

糖化をもっともわかりやすい言葉で言い換えれば、「体のコゲ」です。

体内でたんぱく質と余分な糖が結合するとたんぱく質は変性・劣化し、ＡＧＥ（終末糖化産物）となります。ＡＧＥは強い毒性を持ち、蓄積すると老化の原因物質となります。

ＡＧＥは全身のあらゆる場所に蓄積し、老化を進行させてしまいます。体のあちこちに「コゲ」ができていると考えるとわかりやすいでしょう。わかりやすい例ではシミ、シワ、たるみなどの肌の変化もそうですが、それだけではありません。

ＡＧＥの蓄積場所によっては、認知症、脳梗塞、心筋梗塞などの脳血管障害、白内障、骨粗しょう症などさまざまな病気の温床になります。

卵子も例外ではありません。神野先生は、ＡＧＥが蓄積している患者さんほど、体外受精や顕微授精の成績が悪かったことから、ＡＧＥと卵巣機能障害との相関関係を研究しました。ＡＧＥが卵巣機能や体外受精の治療成績と関連することを、世界に先駆けて示した論文です。その結果、ＡＧＥのレベルが高い患者さんほど、卵胞の発育や受精、胚発育が不良だということがわかりました。

ＡＧＥが蓄積していない患者さんでは、30代後半まで卵が十分に採れます。一般的に40代になると卵の数は減りはじめますが、ＡＧＥが蓄積している患者さんではもっと早く、30代半ばから、急激に採卵できる数が減ってくるというのです。

妊娠率に、その結果はさらに顕著にあらわれます。ＡＧＥが蓄積している人では、すでに30代前半から著しく妊娠率が低下します。

つまり、ＡＧＥが卵巣、卵子の老化のスピードを早めてしまう証拠であると、神野先生は結論づけています。

おすすめなのは「高たんぱく・低糖質」な食事

卵巣や卵子の老化のスピードを遅らせるためにも、糖化を予防する方法はないのでしょうか。

糖をまったく食べない食事は現実的ではないので、私たちが生きている以上、糖化はある程度は避けられないものです。しかし、食生活を改善することで進み具合を遅らせることはできます。

抗糖化のためには、終末糖化産物ＡＧＥの吸収を抑え、血糖値の急上昇を防いで、高血糖の状態が長く続かないようにすることが大切です。

つまり、糖化を予防するいちばんのポイントは「血糖値を急上昇させない」こと。具体的には、血糖を１４０㎎／dℓ以上に上げないようにすることです。

最近では、自分で血糖値を測れる簡易血糖測定器がかなり普及してきました。糖質をとりすぎることでどれだけ血糖が上昇するのか、ぜひ皆さんも計測してみてください。そのなかで、適した食事の順番や内容がわかってくると思います。

糖質制限の話との関連で、ここで少し糖尿病の話をさせてください。

糖尿病の治療において、とても興味深い論文があります。福岡県久山町、そして山形県舟形町でおこなわれた研究です。簡単に説明しましょう。

糖尿病の食事指導は、これまでずっと「低カロリー・高糖質食」とされてきました。一にも二にもカロリー制限で、糖質はむしろとるべきという指導だったのです。ところが、この研究発表によると、食事指導をしたほうが、食事指導をしなかった場合よりも糖尿病の有病率が上昇したことがわかりました。低カロリー・高糖質食の糖尿病食が、かえって糖尿病の発症を加速させてしまったことになります。

これと同じことが、妊娠にもいえるのではないでしょうか。

つまり、よかれと思ってしている食事が、逆効果だったとしたら……？

私が最初に紹介したように、健康に人一倍気をつかい、カロリーコントロールしているような女性ほど、卵巣予備能が低下しているという事実。

「こんなにがんばっているのに、なんで妊娠しないんだろう」と悩んでいる女性は多いかもしれません。ようやくこの本で、その答えが出せるのではないかと思っています。

アメリカの産科婦人科学会ＡＣＯＧによると、一日のカロリー摂取量のうち、たんぱく質に由来する熱量が25％以上、糖質に由来する熱量が40％以下の食事をとっている女性では、たんぱく質由来の熱量が25％未満で糖質由来の熱量が40％以上の食事をとっている女性と比べて、体外受精における妊娠率が４倍に増加していました。

つまり、高たんぱく・低糖質な食事をすることが、妊娠率の上昇につながるということです。

ただ、ここで気をつけてほしいのは、やみくもに糖質制限をしないこと。過度なカロリーコントロールは妊娠を遠ざけてしまいます。糖質制限をはじめた人によく見られるのが、糖質制限に夢中になりすぎて、摂取カロリーがどんどん減ってしまうことです。低カロリーのままどんどんやせていくと、ダイエットの目的だけならまだしも、妊娠することは難しくなるでしょう。

糖質制限で栄養不足になってしまっては本末転倒です。大切なのは、糖質のとりすぎを制限しながら、たんぱく質や質のいい脂質をしっかりとることです。

糖質を減らすことだけ考えると、失敗してしまいます。糖質を限りなく減らすことよりも、「血糖値を急激に上げない食事をする」ことを意識する、これを忘れないようにしてください。

注目の栄養素「ビタミンD」の驚きの効果

そのうえで、妊娠を望む女性に注目してほしい栄養素に「ビタミンD」があります。

ビタミンDは免疫作用の調整などの役割があり、最近、専門家のあいだでもとても注目されている栄養素です。

ビタミンDが不足すると免疫機能が低下するため、感染症をはじめ、病気にかかりやすくなります。そして妊娠にかかわる側面からも、ビタミンDは大変重要な役割があります。以下、3つに分けて紹介しましょう。

ひとつめは、40歳以上の女性では、血中のビタミンD濃度が高い女性ほど、AMH（卵巣予備能）が高いことがわかりました。これは閉経前の388名の女性を、35歳未満、35〜39歳、40歳以上に分け、それぞれビタミンDとAMHを測定して調べた結果です。すると40歳以上の女性で、AMHはビタミンDの濃度に比例したのです。

つまりビタミンDの欠乏は、生殖年齢後半の高齢出産を望む女性にとって、卵巣予備能の低下につながることがわかったのです。

2つめは、体内のビタミンDの濃度が高い女性ほど、体外受精の妊娠率が上昇していることです。

体外受精の際に採取した、84名の女性の血液と卵胞液に含まれるビタミンD（25-ヒドロキシビタミンD）の濃度を測定しました。なお、血液と卵胞液の濃度は相関関係にあり、人種や肥満などの体形によってビタミンDの濃度が変わるため、補正をしたうえで調べました。すると、卵胞液中のビタミンD濃度が1ng／mℓ高くなると、妊娠率が6％増加することがわかりました。

そして3つめ。ビタミンDは習慣流産のリスクを下げるということです。

アメリカの研究チームが、3回以上の流産を繰り返している習慣流産の女性133名を対象に、血中のビタミンD濃度と自己抗体などの自己免疫マーカーとの関連や、試験管内のビタミンDの細胞免疫への影響を調べました。その結果、半数弱の63名がビタミンDが30ng未満のビタミンD不足であり、ビタミンDの濃度が正常な女性に比べ、抗リン脂質抗体や抗核抗体、抗ｓｓ‐ＤＮＡ抗体、抗甲状腺ペルオキシダーゼ抗体（いずれも習慣性流産の原因となりうる）が陽性の女性が多かったのです。

さらに、ビタミンD不足の女性は、ＮＫ細胞の割合が高く、ＮＫ細胞の細胞障害も高い（いずれも習慣性流産の原因となりうる）ことがわかりました。

少し難しい話になりましたが、ビタミンDが、妊娠に非常に大切な栄養素であることが、次々と明らかになってきています。

女性の不調と関係が深い「鉄欠乏」

私が栄養セラピーと出会い、妊娠と栄養の関係に関心を持ちはじめたきっかけが女性の「鉄欠乏」でした。

「最近、頭痛がひどくなってきました。とくに生理前がひどいんです……」

そう患者さんにいわれることがよくありました。

当時、原因についてははっきりわからず、「なんだろうね。脳神経外科に行ってみたら?」などといっていたのですが、「病院で診てもらっても、片頭痛ですっていわれます」とおっしゃいます。

たしかに、それまでの私でも、片頭痛ですと診断していたでしょう。

でも今ならこういうでしょう。「鉄欠乏による貧血かもしれませんね」と。

おそらく頭痛で悩む女性のうち7、8割は貧血によるものではないかと思っています。

そのほかにも、こんな症状に思い当たることはありませんか?

「朝なかなか起きられない」「イライラしやすい」「肩こりがひどい」

これらも、鉄欠乏が原因かもしれません。

さらには、内診台に上がってもらって診察したときに気がついたことがあります。足のあちこちに、アザができているのです。私は最初、ハイヒールを履いていて、歩いているうちにぶつけたのだろうか、よく転んでしまうのだろうか、と思っていました。でも、本人に聞いてみると、どこにもぶつけた覚えはないといいます。

このように鉄欠乏の場合、体のあちこちに不調が出てきます。

そこで多くの女性に、鉄分などの栄養が十分足りていると生活が変わることを実感してもらいたいと、栄養セラピーを取り入れたというわけです。鉄分を補うと、

◉顔色がよくなる

◉頭痛の改善、体温の上昇

◉アザができにくくなる（コラーゲンの生合成がおこなわれるため）

◉風邪をひかなくなる（白血球・免疫にかかわるため）

◉イライラしなくなる

などなど、いいことずくめです。

鉄分は、妊娠する以前に、女性の不調を改善するうえでとても重要な栄養素です。

鉄分と妊娠との関係については、第2章に譲ります。

こんな要素も妊娠に影響する

そのほか、妊娠に影響を与えるものをいくつか紹介しましょう。

❶やせすぎ（ダイエット）は逆効果

この章の最初にもお話ししたように、極端な体重制限やカロリー制限、過度なトレーニングやその他、妊活にいいといわれていることでも、栄養不足につながるような食事法はかえって妊娠を遠ざけてしまいます。

女優の優香さんがダイエットする際、トレーナーの樫木《かしき》裕実《ひろみ》さんから提示された目標が「太すぎず、細すぎず。まろやかなんだけれども締まっている」。かさかさした肌や荒れた爪をもたらすダイエットは、正しいものではありません。妊活の方にもぜひ目標にしていただきたいと思います。ぜひ栄養あるものをしっかりとってください。

❷甲状腺異常があると妊娠しにくい

甲状腺機能低下症が最近若い女性にも増えてきています。甲状腺機能はホルモンを分泌する内分泌器官ですから、妊娠とは切っても切れない関係です。

甲状腺機能と不妊の関係については、最近アメリカの不妊学会でも注目されています。アメリカの内分泌学会ではＴＳＨ（甲状腺刺激ホルモン）の基準値を下げようとする動きも出てきています。そして、今は表に出ていていない潜在的な甲状腺機能低下症が、不妊や流産、赤ちゃんの発育に影響しているのではないかという動きも出てきています。

まだ明らかなデータが出ているわけではありませんが、甲状腺機能と妊娠には、深いかかわりがあるのは確かです。私のクリニックでも、血液検査でチェックしています。

❸腸内環境は栄養吸収の土台

どんなにいい食生活を送り、体にいい栄養を入れても、それを吸収できる「健康な腸」がなければ意味がない――私が栄養セラピーを実践するなかで実感していることです。

腸は食べ物を消化・吸収するもっとも大切な臓器です。腸内環境は個人差が大きく、さまざまな病気の発症にもかかわっています。

それだけではありません。腸内細菌は、ビタミンやホルモンを合成したり、免疫細胞を活性化させたり、幸せ物質といわれるセロトニンやドーパミンを合成するなど、精神的にも大きく影響を与えます。

妊娠を考えるなら、まずは健康の土台として腸内環境を整えることが重要でしょう。

❹ピロリ菌は妊活前に除菌を

腸内環境が悪いと栄養の消化・吸収が悪くなるのと同様、ピロリ菌の存在も、栄養の吸収を悪くします。

ピロリ菌とは、胃の粘膜に生息し、胃のなかで悪さをする細菌のこと。そのまま放っておくと、胃の不快感や胃炎を起こすほか、最悪の場合は胃がんになることもあります。

ピロリ菌は、ほとんどが幼児期に感染するといわれています。子どもの胃は酸性が弱く、ピロリ菌が感染しやすいのです。母親から子への口移しなどで感染するケースも多いため、幼い頃に感染したまま自覚症状がないこともあります。

できれば妊娠前に検査をし、ピロリ菌があれば除菌しておくことが望ましいでしょう。抗生物質を服用することで除菌できます。

第2章

妊娠から出産まで栄養セラピーのすごい効果

この栄養素が「妊娠体質」をつくる――定 真理子

食事を変えたら体が変わる、人生が変わる

栄養カウンセラーになって30年以上が経ちました。今まで、たくさんの不妊に悩む女性の相談にのってきた私（定）が今、女性にいちばんいいたいのは、

「自分の体のことをもっと知ってほしい」「自分の体をもっと大切にしてほしい」ということ。これは20代前半の頃の、私の苦い経験から痛感していることです。

私自身、栄養セラピーで人生が変わった一人なのです。

若い頃の私は、とにかくやせたくて、ダイエットをしていました。しかもその中身は、「食べない」「食べる量を減らす」こと。こんにゃくかサラダしか食べないような生活を送っているうちに、もちろん体重は減りました。いちばん少ないときでは40kgを切りました。

しかし「やせられた！」という喜びも束の間、私の体には大変なことが起こってしまいました。生理が止まってしまったのです。

それだけではありません。ずっと悩まされていたニキビもよくなるどころか悪化。肌は荒れ、体調も悪くなるなど、それはそれはひどい状態でした。

最初は、生理が年に数回程度しかこない状態にもかかわらず、「生理が少なくてラクだわ！」と思っていましたが、そのうち、そんなのん気なことはいっていられなくなりました。なかなか赤ちゃんができないのです。婦人科で診察を受けてみると、「無排卵月経」であることがわかりました。つまり、排卵が起きていなかったのです。やせたいと思うあまり、いいかげんな食生活を送っていたのが原因です。

その頃の私は「不妊」「肥満」「ニキビ」の三重苦に悩まされ、間違った方法で一喜一憂している日々でした。そのまま年をとっていたら……と思うとゾッとします。

そんなとき、ニキビの治療でお世話になっていた皮膚科の先生の紹介で、栄養セラピーとめぐり会うことができたのです。私の師匠である金子雅俊《かねこまさとし》先生（ノーベル化学者であるライナス・ポーリング博士の日本人最後の弟子）との出会いです。この出会いが、私の体だけでなく、運命も変えていったのです。

さっそく栄養セラピーのカウンセリングを受けたところ、ひどい栄養欠損であることがわかりました。

そこから、生活のすべてを改めました。すると、まず朝の目覚めがよくなり、ニキビは消え、肌はなめらかになっていきました。生理も再開し、自然と太りにくくなり、みんなから「きれいになったね！」といわれはじめた頃――待望の妊娠が判明しました。結婚9年めにして、長女を妊娠することができたのです。

その5年後には長男も妊娠。私は栄養セラピーだけで、妊娠できたのです。妊娠、出産、産後、そして還暦を迎えた現在まで、ずっと栄養セラピーを続けています。

栄養セラピーを続けていると、妊娠中も快適です。つわりもほとんどなく、妊娠中に多く見られる貧血や、だるいといったこともありません。また、スタミナもあるので出産もスムーズにいくことが多いようです。

もちろん産後もラクで、お母さんの体の回復も早いのが栄養セラピーの特徴。赤ちゃんにとって大切な母乳もよく出ます。当然、子どもも育てやすいので、育児がとても楽しいというママの声が多いです。

私は妊娠前から栄養セラピーを続け、妊娠中も栄養を適量摂取し続けて、生まれる赤ちゃんのことを「ビタミンベビー」と呼んでいます。ビタミンベビーとして生まれると、子どもは病気にかかりにくく、元気に育ちます。ちなみに私は産後仕事復帰しましたが、子どもの病気で仕事を休むことなくいつも通りにバリバリ仕事をしていたので、私に子どもがいることを知らなかった仕事関係のスタッフもいた、という笑い話もあるほどです。

栄養セラピーは、ママにも赤ちゃんにとっても、いいことだらけ。これは、実際に私がカウンセリングをして無事出産をしたママとお子さんの様子も見ていますから、自信を持っていいえます。

それだけではありません。栄養セラピーは美容やアンチエイジングにも有効です。美肌になる、髪がツヤツヤになる、栄養状態を保ちながら健康的にやせるなど外見の変化はもちろんですが、とにかく体のなかから元気になるので、エネルギーに満ちて、イキイキしてきます。実年齢よりもずっと若く見られるようになるのは当たり前。私も還暦を過ぎた今、髪はふさふさ、シミやシワもなく、朝からパワー全開で仕事をし、全国を飛び回っている毎日です。

40代も「栄養セラピー」で続々妊娠！

クリニックには、毎日、さまざまな不調を訴える患者さんがいらっしゃいます。

栄養カウンセラーになってから、不妊に悩む女性のカウンセリングをしてきましたが、2010年、私がはじめて栄養セラピーと妊娠についての本を出版してから、クリニックにはさらに不妊に悩む女性もたくさん来られるようになり、これまで、35歳以上の女性約500人以上の不妊のご相談を受けてきました。

2014年の1年間で不妊症で来院された女性は135人（再診の人、栄養セラピーを継続しなかった人も含む）、そのうち妊娠されたのは50人、出産されたのは23人でした。

この中には、1回で妊娠・出産に至った方もいらっしゃいますし、結果が出ないうちに栄養セラピーをやめた方もいらっしゃいます。

また、出産された方のうち8人は40代、15人は30代と、年齢層は高めでした。これはある意味当然のことで、不妊に悩んで栄養セラピーをはじめようと思われる方は、それまでいろいろな不妊治療をされてきて、最後に栄養セラピーにたどり着いたという人が多いからです。不妊治療専門の施設での治療と並行して、栄養セラピーをおこなう人もたくさんいらっしゃいます。

とはいえ今回、改めてデータを取ってみて、栄養セラピーで妊娠・出産に至った方が想像以上に多かったことを、我ながら驚いています。

その実例を紹介しましょう。

症例1

あきらめかけていたのに、たった半年で妊娠が判明！（K・Tさん　42歳）

3年間、不妊治療専門クリニックで治療を受けていたK・Tさん。体外受精、胚移植を5回おこなったものの、着床しませんでした。はじめてクリニックを訪れたときは41歳。凍結胚盤胞の移植待ちの状況でした。

お話を聞くと、不妊治療でのストレスが強いことがわかりました。3年間の不妊治療はかなり精神的にきつく、年齢的には半ばあきらめかけていたとき、栄養セラピーのことを知り、来院。とにかく体にいいことなら何でもしたいという気持ちだったそうです。また、ストレス以外にも不眠、冷え性、イライラ、疲れやすい、抜け毛などの症状がありました。

血液検査で詳しく調べたところ、「たんぱく質欠乏」「ビタミンB群欠乏」「亜鉛欠乏」がひどく、「ビタミンA欠乏」「ビタミンE欠乏」など「酸化ストレス」も予想できる結果に。さらに重症の「鉄欠乏」であることがわかりました。

幸い、コレステロール値は問題がなく、ひと安心しました。コレステロールが十分にあると、栄養セラピーに反応しやすいというメリットがあります。ただ、妊娠に欠かせないビタミンDは極端に低値でした。

さらに肝機能の数値がやや悪く、聞くと来院時はワイン350㎖を週2回程度飲むとのこと。以前は毎日飲酒していたというかなりのワイン好きでした。糖質に偏る食事も見られ、甘いものが好きで毎日欠かさず間食をしていたようです。

さっそく食事指導として糖質制限と、たんぱく質を中心に頻回に食べること、甘いものをやめて、間食をするならゆで卵や少量のナッツなどたんぱく質を中心に変えてもらい、大好きなお酒もしばらくは禁止にしました。

同時にストレスで消耗しやすいビタミンB群やビタミンC、鉄欠乏を補うためのヘム鉄、不足している亜鉛やビタミンD_3、プロテイン（たんぱく質）などのサプリメントも利用。

その結果、栄養状態は見事に改善しました。

そして栄養セラピーを開始して半年後、妊娠が判明しました。妊娠してからも栄養セラピーを継続していたため、つわりも軽かったようです。周囲からは「元気な妊婦さんですね」といわれるほどで、現在は妊娠後期で安定しています。

K・Tさんいわく、「もう妊娠は無理かもしれないとあきらめかけていたけれど、栄養セラピーを開始してたった半年で妊娠できたのは、奇跡です！」とのこと。

コレステロールに問題がなかったことと、鉄とビタミンDなどをはじめとした妊娠体質になるために必要な栄養素が極端に欠乏していたので、その改善に集中的に取り組んだことが、妊娠に結びついたのではないでしょうか。元気な赤ちゃんの誕生が楽しみです。

症例2 体調が改善し、44歳で念願のママに（K・Sさん 44歳）

38歳から不妊専門のクリニックで治療を開始していたK・Sさん。人工授精8回、体外受精3回、顕微授精4回をおこなってきたものの、妊娠に至ることはありませんでした。同じ不妊治療中の知り合いの紹介で来院されたときは42歳でした。

来院時のK・SさんはBMI28（肥満度を示す体格指数で、標準値は18・5以上、25未満）と高く、太りやすくやせにくいとのこと。便秘がひどく、湿疹やかゆみ、じんましんができやすいなど皮膚状態が悪いといいます。さらに、生理痛がひどく、生理前のイライラや、ドライマウス、歯茎からの出血、顔のほてりなどの症状でも悩んでいました。

血液検査の結果わかったのは、「たんぱく質」「ビタミンB群」「亜鉛」「鉄」の欠乏、そして「ビタミンD」「ビタミンE」も低値でした。

でもそれ以上に問題だったのが、コレステロールの低さです。さらに血糖調節異常から低血糖症も予想され、インスリン抵抗性（第3章で説明します）から、太りやすくなっているのだと理解できました。

血糖調節異常は、妊娠体質に密接に関係します。まずはこの改善をしなければと、糖質制限とたんぱく質中心に、一日5回の頻回食を心がけてもらい、足りない栄養素はサプリメントを処方してサポート。また、食事直後に20分以上のウォーキングを毎日（一日1、2回）してもらうように指導しました、

3カ月後、6カ月後と検査するうちに、コレステロール値は少しずつ改善、その他の栄養状態もよくなりました。さらに7kgの減量にも成功、BMIも24と基準値に収まり、みるみる体調もよくなっていきました。

そして栄養セラピーを開始して1年後、コレステロール値は完全に正常値になり、その他のデータも問題ないレベルになったとき、不妊治療が成功して妊娠が判明しました。今までどれほどのストレスに耐えてこられたかと思うと、妊娠したときの喜びは言葉にできないと思います。K・Sさんが熱心に栄養セラピーに取り組んでくださった賜物ですね。その後、つわりは多少あったものの、経過は順調で、無事出産されました。

コレステロールとビタミンDの改善、糖質制限とたんぱく質中心の食事による血糖調節異常の改善が、妊娠体質に導いたのだと思います。

44歳で念願のママとなり、生まれた赤ちゃんは健康なビタミンベビー。本当に育てやすい赤ちゃんですと、楽しく育児をされています。

「栄養セラピー」で妊娠体質に変わる理由

栄養セラピーをひとことでいうと、適切な食べ物（栄養素）を体内に供給することで細胞を生まれ変わらせようとするものです。

「風邪にはビタミンCが効く」というのは、今ではなかば常識となっていますが、実はこれこそが栄養セラピー的な考え方です。つまり「栄養を細胞レベルで考える」方法で、正しくは「分子整合栄養療法（オーソモレキュラー療法）」といいます。

私たちの体は、食べる物によってつくられ、食べ物によって生命を維持しています。その体をより健康なものにするために、必要な栄養素を取り入れて、細胞レベルから元気になりましょう、というのが、栄養セラピーの基本的な考え方です。

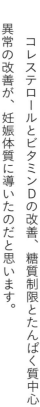

髪、爪、皮膚などが日々生まれ変わることは皆さん知っていると思います。では、体の中身、つまり見えない部分はどうでしょうか。骨、胃腸や子宮などの内臓の粘膜、血管や血液、コラーゲンは？　これらもすべて日々生まれ変わっているのです。

そして私たちの体には、60兆もの細胞があります。健康であるためには、その細胞一つひとつが正しく機能しなければなりません。細胞を覆っている細胞膜は、リン脂質、コレステロール、たんぱく質からできていますが、これも食べ物によって供給されています。どう生まれ変わるかは、材料次第。その材料こそが食べ物なのです。

一人ひとりの体のなかの状態は、血液を調べればわかります。自分の栄養状態を知るのに詳しい血液検査をして詳細なデータを取る必要があるため、栄養セラピーでは、まず血液検査をおこないます。

もちろんその前に問診をして、毎日の食事内容や症状を聞き、どんな栄養が不足しているか予測を立てることもします。血液検査といっても、皆さんが健康診断の結果で見るようなものとは違い、検査項目の数は非常に多く、通常の検査ではわからなかったことも見えてきます。

その結果から、その人に足りない栄養素やバランスを把握し、食事指導をしていきます。

必要な栄養や、その種類や量も人それぞれ違います。何をどのように食べるか、何をどのように食べないかを意識して、日々の食事をとっていただきます。

ただ、どんな人にも共通している、栄養セラピーで基本にしている食べ方があります。それが「高たんぱく・低糖質」です。

高たんぱく・低糖質の具体的な食べ方や、なぜ妊娠体質につながるのかについては、第3章で詳しくお話しします。

そしてもうひとつ、栄養セラピーで欠かせないのがサプリメント。

「食事指導だけで栄養不足は解消されないの？」

と思うかもしれませんが、昔と違い、今は野菜や果物に含まれる栄養素自体が減ってきているといわれています。残念ながら十分に栄養を補うには足りません。サプリメントの量は、患者さん一人ひとりの検査結果から医師がその人に必要な量を決めていきます。従って効率よく確実に栄養が補えるのです。

また、サプリメント＝本来の体の構成成分であり、生体内物質ですから、薬のような異物ではないため、不妊治療で投与される排卵誘発剤を飲んだ際に見られるような副作用もありません。

栄養セラピーは、まだ不妊治療まではしていないという方にとってはハードルが低いので抵抗なくはじめやすいもの。また、今不妊治療をしている方も、不妊治療を続けながら並行して栄養セラピーをおこなえば、より妊娠する確率を高められるでしょう。

細胞から元気になれば、美しく健康になれます。そして、妊娠しやすい体にもなれるのです。

ほとんどの女性は「潜在的な栄養不足」です

栄養セラピーでまず血液検査をしてみると、たいていの女性は驚きます。

なぜなら、妊娠を希望している人も、そうでない人も、みんな栄養不足だからです。

私が今までの経験から実感しているのは、「女性の8割は潜在的な栄養不足」だということです。

今の世の中、これだけ食べ物があふれ、ダイエットに多くの女性が関心を持っているのに、「栄養が足りていないわけがない」と思うことでしょう。

でも栄養セラピーでいうところの「栄養不足」は意味が違います。食べ物があふれるなかで、毎日好きなものを好きなだけ食べている人こそが、栄養不足といえるのです。

つまり、オーバーしているのは〝カロリー〟だけであり、〝必要な栄養〟はまったく足りていないということ。

女性の悩みに多い、頭痛や手足の冷え、不眠、生理痛、ひいてはイライラやうつなどの精神症状に至るまで、潜在的な栄養不足といえます。

脚気《かっけ》や壊血病《かいけつびょう》などの疾患は、ビタミンB1やビタミンC不足で起こりますが、このように明らかに栄養欠乏症として出てくるのは、実は氷山の一角。その下の水面下の部分に、潜在的な栄養欠乏があり、先にあげたたくさんの不快症状や体調不良を引き起こす原因が潜んでいます。

病院で調べても異常がなく、一生つきあっていくものだとあきらめていたような頭痛や生理痛の原因が、栄養不足だということもあるのです。

クリニックでご相談を受けると、疲れやすい、何となくだるい状態が当たり前になっている女性が多いのですが、栄養が必要量満たされ、本当の意味で健康になると、「毎日、こんなに体がラクなのか」「階段が軽々とのぼれる！」「気持ちが前向きになった」など、体調のよさを実感してびっくりされます。

「これが本当の私」「これがベストの状態」ということがわかってくるのです。

栄養状態が整えば、子宮環境も整ってきます。赤ちゃんがいつきてもいいように、しっかり栄養をとって準備しておきましょう。

必要な栄養素が整えば、妊娠体質に変わります。

ママの栄養不足が赤ちゃんに与える影響

ママになろうとしている女性が栄養不足であるという事実。これは何を意味しているのでしょうか。

今、日本人の女性は相変わらず「やせ傾向」が強く、スタイルのいい女性も多いですね。そしてそのスタイルを保ったまま、妊娠生活を送るママも増えています。

妊娠中の女性の栄養不足は、そのままおなかの赤ちゃんの栄養不足につながり、出産後も赤ちゃんに影響を与えてしまいます。

もちろん、妊娠中の太りすぎや急激な体重増加はよくありません。妊娠中にお母さんが太りすぎると、妊娠高血圧症候群や妊娠時糖尿病のリスクがアップするといわれています。

しかし、やせすぎもよくないのです。お母さんが低栄養状態になると、当然赤ちゃんの出生体重も少なくなってしまいます。

日本人の出生体重は減少傾向にあります。この35年間で約20gも減少しています。1980年には男の子で3230g、女の子で3140gあった平均体重が、2011年には男の子が3040g、女の子が2960gになり、横ばいで推移しています（厚生労働省平成25年人口動態統計より）。このような傾向が見られるのは、先進諸国では日本だけです。

よく、「小さく産んで大きく育てるのがいい」ということがいわれていましたが、今となっては、これはまったくの時代遅れの考え方です。このような考え方は、妊娠高血圧症候群の予防というより、妊娠中でも太りたくないというダイエット願望のあらわれのような気がしてなりません。

赤ちゃんを小さく産んでもいいことはありません。むしろ、赤ちゃんの低体重には、さまざまな問題があることがわかっています。

イギリスの疫学者バーカーは今から20年以上も前に、「成人病胎児期発症説」を唱えました。低体重で生まれた赤ちゃんは、大きくなってから生活習慣病になるリスクが高まるというのです。

また、新潟の魚沼基幹病院の内山聖病院長も、低体重で生まれた子どもほど将来高血圧や心筋梗塞になりやすい、小さく生まれて大きく育った子どもほど、若年時より血圧が高い傾向があると述べています。胎児期に栄養が不十分だと、腎臓で尿をつくるネフロンという構造が減ってしまい、高血圧になりやすいためです。

それだけではありません。お母さんの栄養不足は子どもの知能の発達や発育にも影響を及ぼすといわれています。さらには、お母さんが妊娠中に低たんぱくだった場合、生まれてきた赤ちゃんの生殖機能の発達を妨げる可能性があるという報告もあるのです。これはラットを使った順天堂大学の実験ですが、人間の場合も可能性はゼロとはいえません。お母さんの食べ方が、赤ちゃん自身の妊娠体質にも影響を与えてしまうかもしれないのです。

赤ちゃんの健康は、お母さんのおなかにいるときからはじまっています。そして、それには栄養が深くかかわっています。

おなかの赤ちゃんはお母さんが食べたものからでしか、栄養をとることはできません。お母さんが食べないものは、それがどんなに赤ちゃんに必要なものであっても、とることができないのです。だからこそ、「しっかり食べる」ことを心がけていただきたいと思います。

ただし、それにはコツがあります。

私が妊婦さんに「しっかり食べてくださいね」というと、たいていの方はご飯をたくさん食べるなど、なるべく量を増やそうと考えるようです。しかしそれでは、カロリーが増えるだけで、栄養は増えません。それは太る食べ方です。

大切なのは食べる量よりも質。「何を選び、どう食べるか」なのです。

さて、あなたは今、栄養が十分足りていると思いますか?

今の食生活でいいのかどうかは、日常生活を振り返ることで見えてきます。何となく調子が悪い人、逆に健康には十分気をつかっているという人も、まずは次ページからの栄養チェックで自分に足りない栄養がないかチェックしてみましょう。

あなたに必要なものがわかる！
栄養チェック

ひとくちに「栄養不足」といっても、その理由は人それぞれ。食事はもちろん、体質、生活習慣によっても変わってきます。あなたに必要な栄養を知るための簡単なテストをしてみましょう。以下の項目に当てはまるものチェックしてください（何個でも可）

Check!

- 1 たんぱく質は肉や魚ではなく豆腐や納豆でとっている □
- 2 健康と美容のために野菜中心の食生活を心がけている □
- 3 コレステロールが心配なので、卵を毎日食べないようにしている □
- 4 ダイエットをしている □
- 5 なるべく低カロリーを心がけている □
- 6 健康のために肉を控えている □
- 7 月経量が多い □
- 8 めまいや立ちくらみを感じる □
- 9 手足がよく冷え、頭痛や肩こりがある □
- 10 よくアザができる □
- 11 1日30分程度、日に当たることがない □
- 12 紫外線を避けるために日焼け止めや日傘を使っている □
- 13 風邪をひきやすい □

- 14 花粉症・アレルギーがある ☐
- 15 筋肉痛や骨に痛みを感じることがある ☐
- 16 お酒をよく飲む ☐
- 17 口内炎がよくできる ☐
- 18 集中力が続かない ☐
- 19 本を読んだりテレビを観ても頭に入らない ☐
- 20 寝つきが悪かったり、眠りが浅い ☐
- 21 仕事や日常生活のなかでストレスを感じることがよくある ☐
- 22 ストレス解消のために、甘いものを食べることが多い ☐
- 23 週3日以上運動している ☐
- 24 タバコを吸っている ☐
- 25 シミ・シワが増えてきた ☐
- 26 忙しいので朝食はほとんど食べない ☐
- 27 ご飯やパン、めん類などで食事をすませることが多い ☐
- 28 チョコレートやスナック菓子を食事代わりに食べることがある ☐
- 29 お腹がすくとイライラし、満腹になると眠くなる ☐
- 30 寝る前に食べることが多い（食事やお酒、甘いもの） ☐

診断結果

チェックがいちばん多くついたものが、あなたのタイプになります。
チェックした数が同じ場合は、両方のタイプを参照してください

16 〜 20
が多かった人
ビタミンB群不足
メンタルの安定にもかかわっている
91 ページへ

1 〜 5
が多かった人
たんぱく質不足
体を構成する基本の栄養素
74 ページへ

21 〜 25
が多かった人
ビタミン C 不足
卵子を老化から守ってくれる救世主
109 ページへ

6 〜 10
が多かった人
鉄不足
隠れ不調の原因はこれだった！
80 ページへ

26 〜 30
が多かった人
糖質過多
ご飯・パン・甘いもの好きは要注意！
120 ページへ

11 〜 15
が多かった人
ビタミン D 不足
今話題の妊娠体質をつくる栄養素
87 ページへ

ママになるために必要な栄養素

妊娠体質になるためには、栄養は切っても切れない大切なもの。

では、具体的にどのような栄養素が妊娠体質につながりやすいのでしょうか。妊娠準備期～妊娠初期、妊娠中期～後期、そして授乳期の順番に沿って、どんな栄養素が必要になるのか紹介していきましょう。

前ページの栄養チェックの診断結果から、不足している栄養素がわかったと思います。

どの栄養素も、妊娠体質をつくる代表的なもの。足りないとわかった栄養素のところを参考にして、体を整えていきましょう。

ママになるために、とくに必要な栄養素

	妊娠準備期	妊娠初期	妊娠中～後期	授乳期
たんぱく質	◎	◎	◎	◎
鉄	◎	◎	◎	◎
亜鉛	○	○	◎	◎
ビタミンB群	◎	◎	◎	◎
葉酸	◎	◎		
ビタミンA	○	○		
ビタミンC	○	○	◎	◎
ビタミンE	◎	○	◎	○
ビタミンD	◎	◎		○

妊娠準備
～
妊娠初期

たんぱく質

体の土台となる基本の栄養素

たんぱく質を多く含む食材

牛肉、豚肉、鶏肉、鴨肉、アジ、サワラ、本マグロ赤身、トビウオ、サバ、カツオ、サンマ、イワシ、ブリ、ホタテ、イカ、エビ、卵、プロセスチーズ、大豆、枝豆、ひよこ豆、納豆、豆腐、ヨーグルト、牛乳など

妊娠体質をつくるためにまず土台となる基本の栄養素がたんぱく質です。

たんぱく質は皮膚や髪の毛、爪にはじまり、骨や血管、内臓にいたるまで、私たちの体をつくっている材料です。また、酵素やホルモンなどもたんぱく質からつくられます。

新しい命を生み出すためにも、まずはママになる前から、その体の土台となり材料となるたんぱく質はしっかりとっていかなければなりません。

たんぱく質が不足することは、そのまま体の材料不足につながります。具体的には、

◉肌の潤いがなくなる
◉骨や歯が弱くなる
◉内臓や血管が衰える
◉筋肉が衰える
◉貧血になる
◉細菌やウイルスに感染しやすくなる

といったことがあげられます。

妊娠前から母体となる体が材料不足では、新しい命をつくり出す余裕などできるわけがありません。

たんぱく質は体だけでなく、神経伝達物質のおおもとの材料でもあるので、精神の安定にも不可欠な栄養素です。精神が安定すれば、ホルモンと自律神経のバランスも整います。

つまり、妊娠体質へとまた一歩近づくというわけです。

たんぱく質は休むことなく常に消費されているので、食事で供給し続けなければなりません。「今日はお肉を食べたから大丈夫」というわけにはいかないのです。なぜなら、た

んぱく質は食いだめができないからです。朝昼晩、こまめにとる必要があります。

1日にとってほしい目安は、体重1kg当たり妊娠前の人で1～1・5g、妊娠中の人で1・5～2gです。体重50kgの人の場合、妊娠前では50～75g、妊娠中では75～100g必要ということになります。生卵1個に含まれるたんぱく質は6・5gですから、かなり必要になることがわかりますね。

妊娠体質をつくるためには、体重当たりの必要量のたんぱく質をとることをおすすめします。

また、妊娠中のたんぱく不足は体のむくみを招きます。妊娠中はむくみやすくなるものですが、その原因は、たんぱく質の一種であるアルブミンにあります。

アルブミンは血管内に水を保持するスポンジのように、水を含む働きをしています。アルブミンが減ってしまうと、この水を吸えない状態になります。その結果、血管外に水がもれ、水分が増え、これがむくみになるわけです。

同時に、アルブミンは体のなかで「運び屋」の役割も果たしています。ビタミンやミネラルといった栄養を、宅配便のように体のあちこちに届けてくれるのです。反対に、アルブミンがない、つまりたんぱく欠乏が起こると、いくらビタミンやミネラルといった栄養があっても、それを必要とする場所に届けることができません。このように、たんぱく質はほかの栄養を働かせるためにも必要なのです。

妊娠準備～妊娠初期

コレステロール

妊娠体質をつくる、女性ホルモンの材料

コレステロールを多く含む食材

卵黄、ウナギ、イカ、豚レバー、鶏レバー、たらこなど

「コレステロール」と聞いて、悪者のイメージを持つ方も多いのではないでしょうか。

でも、第1章を読んでいただいた方なら、もうわかりますよね。妊娠体質にコレステロールが欠かせないのは、もはや常識。

コレステロールは女性ホルモンの大切な材料です。

女性ホルモンも男性ホルモンも、コレステロールが変化してつくられます。そのため、コレステロールが不足すれば、その分つくられる性ホルモンも減ってしまうのです。また、ストレスがあると抗ストレスホルモン（副腎皮質ホルモン）がつくられるので、そのときにコレステロールが使われてしまいます。

ホルモンの材料不足になれば、月経不順や排卵にも影響を与えます。卵巣に働きかけ、排卵を促す性腺刺激ホルモンというホルモンがありますが、このホルモンも材料が不足すれば、結果的に無排卵の引き金になり、不妊にもつながっていきます。

またコレステロールは細胞を守ってくれる細胞膜の材料にもなります。

ちなみに、善玉（ＨＤＬ）コレステロール、悪玉（ＬＤＬ）コレステロールという言葉がありますが、性ホルモンの材料になるのは悪玉（ＬＤＬ）のほう。本来は善玉も悪玉もなく、両者とも体にとって不可欠なものです。

コレステロールとたんぱく質は、切っても切れない関係です。そもそもコレステロールはたんぱく質と脂肪が結合してできたもの。コレステロールは、たんぱく質なしには、体内を移動することができないのです。

コレステロール値が高いと心筋梗塞や動脈硬化を招くといったことがいわれているため、

スーパーでは低コレステロールを売りにした商品が多数並んでいますし、ダイエットや健康のために、なるべく卵や肉を食べないようにしている方もいるようです。でも大丈夫。

血液中のコレステロールは、たんぱく質を材料にして肝臓でつくられます。体内のコレステロールの80％は、この肝臓でつくられています。つまり、食事で摂取するコレステロールは20％程度です。

そしてすばらしいことに、体内にはコレステロールの合成を調節する機能があります。肝臓でつくるコレステロールの量は、体内のコレステロール量に応じて調整されています。食事でコレステロールを摂取しても、必要以上にコレステロール値が高くならないようになっているのです。ですから、食事のコレステロール量を無理に減らす必要はありません。

むしろ、コレステロールを心配するあまり、肉や卵を控えてしまうことのほうが問題です。卵を毎日2個食べても、コレステロール値に変化がなかったこともわかっています。一時的にコレステロール値が上昇はしますが、半年後くらいに元の値に戻ります。

第1章でお話ししたように、赤ちゃんがなかなかできないと悩んでいる方の多くは、低コレステロールの傾向があります。そして低コレステロールが改善されると、妊娠されるケースが多いのです。

まずは「コレステロール＝悪者」という考えを改めることからスタートしましょう。

コレステロールを効果的にとるためのポイントは、やはりたんぱく質です。

コレステロールはたんぱく質と一緒にとることで体内を移動できるといいましたね。脂質の一種であるコレステロールは、血液中で溶けにくく、たんぱく質でコーティングすることで体内を移動できるようになります。

ですから、肉や魚、卵などのたんぱく質をしっかりとることで、同時にコレステロールも補うことができるのです。

妊娠準備～妊娠初期

鉄　子宮環境を整え、赤ちゃんのベッドメイキングに役立つ

鉄を多く含む食材

【ヘム鉄】牛レバー、豚レバー、鶏レバー、牛モモ赤身肉、鴨肉、豚肉、鶏肉、コンビーフ、カツオ、サバ、イワシ、煮干しなど

【非ヘム鉄】アサリ、ホタテ貝柱、ほうれん草、小松菜、ひじき（乾燥）、大豆、豆腐など

鉄も妊娠体質には欠かすことのできない栄養素です。

鉄は粘膜をつくる材料になるので、子宮内の環境を整えます。

粘膜はクッションの役割を果たします。鉄が十分に足りていれば、子宮内の粘膜は着床しやすいふかふかのベッドに、逆に鉄欠乏は、子宮内の粘膜の材料が足りず、かたくて寝心地の悪いベッド、もっといってしまえば〝せんべい布団〟のようになってしまいます。

つまり、受精卵が着床しづらい粘膜ということになります。

そうであるにもかかわらず、クリニックで血液検査をすると、ほとんどの女性が鉄欠乏であることがわかります。私たちのあいだではよく「潜在的な鉄欠乏」といっています。

なぜなら、通常の健康診断の血液検査では、貧血と診断されるようなことがない女性でも、実は鉄欠乏だからです。

鉄は体内のさまざまな場所に分布していて、そのうちの7割が赤血球に含まれています。

そのほかには血清鉄、組織鉄、フェリチンに含まれています。

フェリチンというのは貯蔵鉄、いわば貯金している鉄です。「潜在的な鉄欠乏」というのは、この貯蔵鉄が少ない状態をいいます。

鉄が消耗するときは、まずこの貯蔵鉄から減っていきます。

クリニックの血液検査では、フェリチン値を測り、貯蔵鉄が不足していないかを調べます。貯蔵鉄が減ることとは、鉄欠乏ということなのですが、健康診断で調べているのは赤血球に含まれるヘモグロビンや、血液中の赤血球の割合を示すヘマトクリットなどの数値のみ。だから、隠れ貧血（潜在的な鉄欠乏）を見逃してしまうのです。

女性は生理があるため、何もしなくても毎月鉄が失われていきます。妊娠前であれば、一日2㎎失われます。妊娠中の女性の場合は、最低でも一日4㎎は必要です。

鉄の働きとしては、赤血球をつくったり、体内に酸素を運ぶことがよく知られていますが、妊娠中の場合は、自分の体内だけでなくおなかの赤ちゃんにも酸素を届けなければならないため、赤血球の量が増えます。そのため、妊娠前の倍の量が必要になるのです。妊娠すると、貧血になる妊婦さんが増えるのはこのためです。

ところが、産婦人科で処方される貧血用の薬では、なかなか貧血は改善しません。なぜでしょうか。

それは処方される経口鉄剤が「非ヘム鉄」のものだからです。

鉄には、たんぱく質と結合していない「非ヘム鉄」と、たんぱく質と結合している「ヘム鉄」の2種類があります。

非ヘム鉄は、ほうれん草やひじき、小松菜、豆腐など植物性の食品に含まれている鉄分ですが、実はこの非ヘム鉄、とても吸収率が悪いのです。

そして先述したように、貧血のときに病院などで処方される経口鉄剤は非ヘム鉄です。鉄剤を飲んだあとに排便をすると、便が黒くなっていることがありますが、これはほとんど鉄が吸収されていない証拠。また、鉄剤を飲むと、気持ち悪くなるなどの消化器症状の副作用もありますから、できれば飲みたくないですよね。

非ヘム鉄は、それ単独では吸収されにくいので、ビタミンCなど、吸収を促進する栄養素が必要です。

逆に吸収を阻害するのは食物繊維やタンニン。ですから玄米やコーヒー、お茶などを一緒にとると、それだけで吸収率はさらにダウンしてしまいます。

これに対して、たんぱく質と結合している「ヘム鉄」のほうは、吸収率が非ヘム鉄の5～10倍もあります。積極的にとっていただきたいのはこのヘム鉄のほう。これは動物性食品に含まれている鉄で、肉の赤身や魚に多いのが特徴です。

ヘム鉄はダイレクトに吸収されます。また、鉄剤を飲んだときのような副作用もないため、非常にとりやすく、かつ効率がいいのです。

このように吸収率のいいヘム鉄ですが、たんぱく質、ビタミンB群、ビタミンCが十分にあることで、さらに効果的に吸収することができます。

いずれにしても、鉄分だけではなく、ママになる人が栄養不足ではどんな栄養素も有効に働きにくくなります。さらには、ピロリ菌や歯周病の人、腸内環境が悪い人も鉄の吸収が悪くなるので、注意が必要です。

鉄は女性の美しさとも深くかかわっています。

たとえば美容にいい栄養としてよく知られているコラーゲン。実はコラーゲンを食べてもそれがそのまま吸収されるわけではありません。残念ながら、コラーゲンは体のなかに入るときに分解されてしまうのです。

それを体内で再合成するときに、必要なのが鉄。さらに、体の材料であるたんぱく質とビタミンCが必要になります。鉄欠乏のためにコラーゲンが十分つくられなくなると、シワも増えてしまいます。

鉄は“貯金”から使われていく

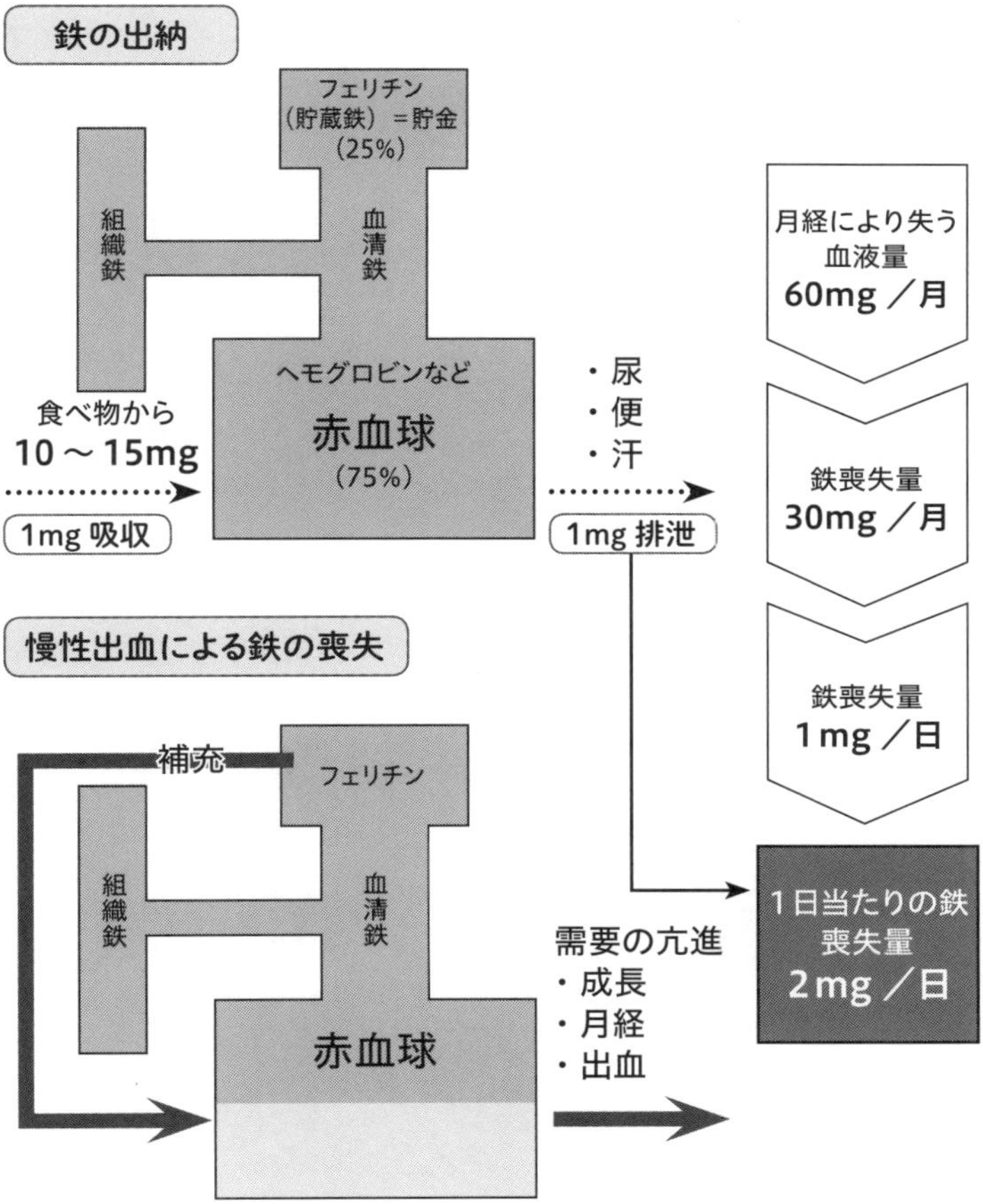

妊娠・出産には最低でも500mgの貯蔵鉄（フェリチン60ng／dlに相当）が必要。妊娠前から鉄不足を解消しておくことが大切

さて、話を妊娠に戻しましょう。

妊娠中は普段以上に鉄が必要になることを考えると、妊娠前から鉄欠乏を改善しておくことが大切です。鉄欠乏のまま妊娠してしまうと、お母さんだけでなく赤ちゃんも栄養不足になってしまいます。

おなかの赤ちゃんには、お母さんから優先的に鉄をもらうしくみが備わっています。そのため、貧血になったり心臓肥大を引き起こすなど、お母さんの体にダメージが出やすいのです。

もちろん、赤ちゃんにとっても鉄欠乏は深刻。鉄欠乏により栄養がいきわたらないと、早産になったり、低体重や未熟児で生まれる可能性があります。

いつ赤ちゃんがやってきてもいいように、しっかり鉄をとっておきましょう。

妊娠準備〜妊娠初期

ビタミンD
妊娠と関係が深い注目の栄養素

ビタミンDを多く含む食材

干ししいたけ、紅サケ、ウナギ、アンコウ、イワシ、サンマ、しらす、きくらげなど

ビタミンDは免疫力をアップしてくれる、と注目されている栄養素です。

ビタミンA、ビタミンB、ビタミンC、ビタミンEなど、数あるビタミンがありますが、なかでもビタミンDは一般的にはまだあまり注目されていないようです。

でも、それはとんでもないこと。妊娠を考える女性なら、ぜひ意識してほしい栄養素なのです。

ビタミンDはそもそも、カルシウムや骨の代謝に不可欠なビタミンとして有名でしたが、近年、さまざまな研究によって、それだけではないことがわかってきたのです。

ビタミンDが不足すると、免疫力が低下するため、感染症などにかかりやすくなります。

日本の研究で、6歳から15歳の子どもにビタミンDを摂取させたところ、摂取しなかった群と比べてインフルエンザの発症率が42%も減ったという結果が出ています。

また、ビタミンDの摂取ががんのリスクを低減させる可能性があることもわかってきています。

さらには、アレルギーや皮膚疾患とのかかわりが深いため、アトピー性皮膚炎や花粉症がある人は、ビタミンDが不足している可能性があります。

不妊で悩む女性の多くが、ビタミンD不足です。

第1章で説明したように、ビタミンD不足は、不妊と深くかかわっています。

体内のビタミンD濃度が高い女性は、卵巣予備能が高い、体外受精の妊娠率がアップするという話をしましたが、それだけではありません。ビタミンDと妊娠の関係について、以下のような報告がされています。

◉ビタミンDは子宮内膜の環境を整える、着床に必要である

◉多嚢胞性卵巣症候群の女性はそうでない女性に比べて、ビタミンD不足が多く、補充

することで排卵率が改善される

◉ビタミンD不足は初期流産のリスク上昇と関連する

先ほど不妊で悩む女性の多くがビタミンD不足だといいましたが、むしろ、妊娠を考えている女性もそうでない女性も、現代の女性のビタミンDは不足しているといえるでしょう。これはなぜでしょうか。

ビタミンDをとるには、2つの方法があります。

食べ物からとる方法と、日光を浴びて紫外線にビタミンDをつくってもらう方法です。ビタミンDは、皮膚の表面にあるコレステロールが紫外線を浴びることで体内でつくられるため、日光を浴びる機会が少ない人は、ビタミンD不足だと考えられます。

でも、女性としては日焼けは避けたいところですよね。せっせと日焼け止めクリームを塗り、日傘をさすなど、紫外線をシャットアウトして美白を心がけている女性ほど、ビタミンDはつくられにくくなってしまいます。

たとえば夏場の正午頃に東京都内で直射日光に当たると、700〜800IU（1IU＝0・025㎍）のビタミンDが体内に生成されます（肌の露出度が10％の場合）。

紫外線のうち、ビタミンDを生成するのは紫外線B波といわれるUVBです。UVBは、服やガラスを通しません。つまり、露出の少ない服を着たり、ガラス越しに太陽の光を浴びたりしても、ビタミンDは生成されないのです。

もちろん、日焼け止めクリームはUVBも遮断してしまいます。日照時間が少ない地域に住んでいる人や、季節によってはさらに、ビタミンDが不足してしまうというわけです。

だからといって、長時間炎天下のなかで日差しを浴びたり、日焼けするまで浴び続けるのは現実的ではありませんよね。ただ、一切紫外線を浴びない生活も、ビタミンDの観点からすれば考えもの。

たとえば紫外線の弱い時間帯に、手や足など紫外線を当ててもいい部位に短時間当ててみたり、朝起きたら窓を開けて日差しを浴びるなど、できることからはじめてみましょう。

それでも紫外線を浴びることに抵抗がある人は、食べ物からとるしかありません。ビタミンDを含む食材はいくつかありますが、現実的には食事から十分なビタミンDをとることは極めて難しいものです。専門医と相談しながら、サプリメントで適宜補給するのもおすすめです。

妊娠準備～妊娠初期

ビタミンB群

つわりを予防し、メンタルを安定させる

ビタミンB群を多く含む食材

牛レバー、豚レバー、豚ヒレ赤肉、豚モモ赤肉、鴨肉、ウナギ、マグロ、カツオ、サンマ、サバ、マダイ、紅ザケ、カラフトマス、たらこ、ブリ、子持ちカレイ、魚肉ソーセージ、白サケ水煮缶詰など

【ビタミンB6】 カツオ、サケ、バナナなど

ビタミンB_1、B_2、B_6、B_{12}、ナイアシン、パントテン酸、葉酸、ビオチンをまとめてビタミンB群といいます。それぞれのビタミンが相互に協力し合って働くため、単独でとるよりも、いろいろな種類を複合的にB群としてとるほうが吸収率もよく、効率よく働きます。

ビタミンB群が不足すると口内炎ができやすくなる、肩こりが治りにくくなる、疲れが

取れにくい、イライラする、集中力がなくなる、不眠になるなどの症状が出ることがあります。

エネルギーの原材料であるたんぱく質、糖質、脂質は、体内で消化・吸収されることでエネルギーとして使われます。このエネルギーの代謝に欠かせないのが、ビタミンB群です。

なかでも妊娠にかかわる栄養素として重要なのが、ビタミンB_6、ビオチン、葉酸、ビタミンB_{12}です（葉酸とビタミンB_{12}については後述します）。

ビオチンは妊娠初期にぜひともとっておきたい栄養素です。ビオチンは腸内細菌によってつくられるため欠乏症の心配がないとされてきましたが、欠乏するケースがあることがわかってきました。

また動物実験の結果ですが、妊娠中にビオチンが欠乏すると奇形が起きるという報告もあります。ビオチンをとりすぎることによる副作用はありませんから、とっておくに越したことはないでしょう。

妊娠中、つわりに悩まされる方は多いと思いますが、ビタミンB_6はつわり予防に効果的で、つわりの症状が軽減したケースがよくあります。

つわりはだいたい妊娠3～4カ月から起こります。この時期は赤ちゃんがどんどん大きくなっていくので、お母さんが食べられなくなると、赤ちゃんの栄養にも影響を与えてしまいます。予防のためにもB6をとることをおすすめします。

B6は脳の神経伝達物質の原料としても重要で、不足するとイライラしたり、落ち着きがなくなったりします。

授乳中のお母さんがB6欠乏になると、母乳に含まれるB6も減ってしまうため、赤ちゃんの落ち着きがなくなったり、夜泣きが激しくなることもあるようです。逆に授乳中のお母さんにB6が十分にあると、赤ちゃんは夜もすやすや眠ってくれて、子育てがとてもラクだという話をよく聞きます。

このように、B6はお母さんと赤ちゃんのメンタル面でも重要な働きをしてくれるのです。ちなみに、イギリスでは生理痛やPMS（月経前症候群）のとき、ビタミンB6が使われることもあるようです。実際、B6をとっている方のなかには、生理痛が軽くなったと感じる方も多くいます。

なお、つわりがひどくて食事がとれない方に、ブドウ糖を点滴することがあります。そのようなときはビタミンB1も合わせてとることをおすすめしています。糖を体に吸収する際、B1が必要になるからです。

栄養セラピーを実践している方は、妊娠中つわりが軽い、あるいはないことがほとんどです。そのため、私たちはつわりは何らかの栄養不足のサインなのではないかと考えています。

私自身も妊娠中、栄養セラピーのおかげでつわりはまったくありませんでした。

「つわりになる→食べられない→栄養不足になる→もっとつわりがひどくなる」という悪循環に陥らないためにも、日頃から意識して栄養をとっていきましょう。

妊娠準備
~
妊娠初期

葉酸 ビタミンB12とセットで赤ちゃんの脳や神経をつくる

葉酸、ビタミンB12を多く含む食材

【葉酸】 牛レバー、豚レバー、鶏レバー、菜の花、玉露、グリーンアスパラガス、ほうれん草、春菊、枝豆、小松菜、ブロッコリー、イチゴなど

【ビタミンB_{12}】牛レバー、豚レバー、鶏レバー、アサリ、赤貝、サンマ、ホタテ貝柱、イクラ、イワシなど

妊娠を考える女性なら「葉酸」については耳にしたことがある、あるいはすでによく知っている人も多いのではないでしょうか。

葉酸は、2000年に厚生労働省が、全国の都道府県、医師会に対し、妊娠可能な全女性に葉酸の積極的な摂取を呼びかけるように、との勧告を出しました。妊娠してからではなく、「妊娠可能な全女性」というところに注目してください。妊娠してからではなく、妊娠予定の女性に摂取してほしいと国がいっているのです。

葉酸には、赤ちゃんの脳の発育を助けたり、神経をつくる働きがあります。そのため、脳がつくられるときに葉酸は不可欠です。

赤ちゃんの脳がいつできるのかというと、なんと妊娠6週め。その頃までには脳の神経がほぼできあがってしまうのです。

6週めといったら、妊娠して1カ月半くらいの頃。妊娠が判明して間もない頃で、なか

には妊娠したことに気づいていない方もいるかもしれません。けれどもこの時期に葉酸欠乏があると、赤ちゃんの脳の発育に影響を与えてしまうことがあるのです。

それだけではありません。葉酸欠乏は神経管閉鎖障害の発症リスクも高めます。神経管閉鎖障害とは、脳や脊髄《せきずい》がうまくつくられず、二分脊椎や無脳症などの先天異常を起こしてしまう障害です。日本では、神経管閉鎖障害は1万人に6人の割合で発生しているという報告もあります。

葉酸は、妊娠のごく初期には不可欠な栄養素だということがおわかりいただけたでしょうか。赤ちゃんのために、妊娠前から積極的にとるようにしましょう。

ちなみに、厚生労働省では妊娠を望む女性に一日400μgの葉酸をとることをすすめています。

また、葉酸をとるときに忘れてはいけないのがビタミンB_{12}です。ビタミンB_{12}は葉酸を活性化する働きがあるので、常にセットでとってほしい栄養素です。葉酸はビタミンB_{12}と協調して、造血作用があります。

ビタミンB_{12}は植物性食品にはほとんど含まれておらず、動物性食品に多く含まれています。肉や卵、乳製品などを食べない人は、ビタミンB_{12}が不足してしまいます。野菜だけではなく、動物性食品も積極的に食べましょう。
また、葉酸のサプリメントを選ぶときは、ビタミンB_{12}が配合されているかどうかがポイントです。

妊娠準備～妊娠初期

コエンザイムQ10

体と卵子の老化を防ぐ救世主

コエンザイムQ10を多く含む食材

イワシ、マグロ、牛肉、豚肉、モツ、レバー、ブロッコリー、大豆、クルミ、アーモンド、ほうれん草、牛乳、チーズなど（ただし食品に含まれている量が少ないため、サプリメントで摂取するのが効率的）

コエンザイムQ10は、美容商品などにも使われているので、名前を聞いたことがある人は多いと思います。

脂溶性栄養素の一種で、たんぱく質、糖質、脂質の代謝を促し、エネルギーを産生しています。

また、体内の細胞内にあるミトコンドリアのなかに多く存在していて、ここでは、エネルギーがつくり出されています。

コエンザイムQ10の役割は大きく分けて2つあります。

1つは、説明した通り、ミトコンドリアでのエネルギーの産生。2つめは抗酸化作用です。

抗酸化作用とは、細胞を活性酸素などによる酸化から守り、若々しい体を維持して、老化を防ぐ働きのことをいいます。コエンザイムQ10は、もっとも抗酸化作用が強い栄養素なので、「アンチエイジングの救世主」ともいわれています。化粧品などの美容商品に使われているのは、この抗酸化作用があるためです。

こんなすばらしい栄養素があれば、老化も怖くない！　といいたいところですが、残念ながら、加齢とともに減少していきます。

もともとは体内で生成できる栄養素ですが、20歳頃をピークにその生成力は急降下。30

代後半から40代になると、さらに減っていくことがわかっています。その変化は体の部位によっても違いますが、心臓で見ると、30代では3割減り、80代では半分以下になってしまいます。

ミトコンドリアがもっとも多い心臓は、コエンザイムQ10も多く存在します。

そのため、コエンザイムQ10は心臓にとっても重要なエネルギー源です。不足すると動《どう》悸《き》や息切れ、疲れやすくなる、冷え性になるなどの症状が出ることもあります。加齢とともにこのような症状が出るのは、コエンザイムQ10不足がひとつの原因でしょう。

このように老化と深くかかわっている栄養素ですから、妊娠にも少なからず影響を与えています。

卵子のなかにも、ミトコンドリアは存在しています。

エネルギーを産み出すときは多くの活性酸素が発生するために、卵子も酸化（サビること）しやすくなります。でも、まだ若いうちは、コエンザイムQ10が多く存在することで、抗酸化作用が働き、必要以上に酸化しないように作用します。

ただ、加齢とともに急速にコエンザイムQ10も不足していくため、抗酸化作用は低下してしまいます。すると、さらに卵子の酸化が加速してしまうのです。

体はもちろん、卵子の老化のスピードをできるだけ落とすためにも、30代後半以降は、コエンザイムQ10の積極的な摂取が望まれます。
ただし、コエンザイムQ10は食べ物だけでは十分にとれないため、不足分はサプリメントで補給する必要があるでしょう。

妊娠準備～妊娠初期

ビタミンE

アンチエイジング効果もある「妊娠ビタミン」

ビタミンEを多く含む食材

アーモンド、ヘーゼルナッツ、落花生、アボカド、カボチャ、サツマイモ、モロヘイヤ、赤ピーマン、ほうれん草、キウイ、豆乳、カニ（水煮缶）、ツナ（缶詰）、アユ、ハマチ、サバ、ウナギ、銀ダラなどアンチエイジング効果があるとしてよく知られているビタミンEは、別名「妊娠ビタミン」と呼ばれ、妊娠には欠かせない栄養素です。その効果は妊娠体質をつくるだけにとどまりません。「血管ビタミン」「ホルモン調整ビタミン」という別名も持ち、アンチエイジングと血流アップにも欠かせない、いってみれば頼もしい女性の味方なのです。

ビタミンEは抗不妊作用があるとして1922年に発見されました。脱脂粉乳で育てていたラットが不妊になってしまうことがわかり、その原因をつきとめるべく、さまざまなものをラットに食べさせて、妊娠するかどうかを調べました。その過程で発見されたのが、ビタミンEです。

妊娠にかかわる作用としてどのようなものがあるか、お伝えしましょう。

まず、排卵の促進、卵巣重量の増加、ホルモン調節などがあげられます。月経周期を正常にする働きもあるので、生理がこない、きても無排卵、生理の周期が一定でない、といった月経異常の方の治療にも使われています。

加齢とともに卵胞に伸びる血管が細くなり、十分な栄養が卵子にいかなくなることも、卵子老化のひとつの原因といわれています。先にお話ししたように、ビタミンEには血流をよくする効果もあるので、卵子に必要な栄養を運んでくれる効果も期待できます。

妊娠時には、胎盤の血流を促進してくれます。そのため、赤ちゃんに十分酸素や栄養が届くようになります。また、出産時には、赤ちゃんが産道を通るあいだに酸欠になるのを予防する働きがあります。

産後は、ホルモン調節作用と乳腺の血流促進作用で、母乳の出をよくする効果も期待できます。ですから母乳の出をよくしたいという方にもおすすめです。

このように、ビタミンEには、妊娠前はもちろん、妊娠中から出産後まで、お母さんと赤ちゃんをサポートしてくれる働きがあるのです。

もうひとつ見逃せないのが、ビタミンEの抗酸化作用です。

ビタミンEの抗酸化作用は、卵子の老化予防にもつながります。

酸化とは、いわば体のサビです。そして長く生きていればいるほど、酸化は進んでいきます。このサビが脳や血管、内臓にどんどんたまっていくこと=老化というわけです。

サビがたまるのは、脳や血管だけではありません。卵子にもサビがたまっていきます。そのとき卵子のサビをとってくれるのがビタミンE。ビタミンEの抗酸化作用は、ビタミンCと一緒にとることで体内に有効利用され、抗酸化作用も持続されます。つまり、ビタミンEをとれば、卵子の酸化を防ぎ、その老化を遅らせるだけでなく、その状態を持続させることができるのです。

卵子のアンチエイジングのためにも、35歳を過ぎた方にはとくにおすすめの栄養素です。

妊娠準備～妊娠初期

ビタミンA
胎児期の赤ちゃんの成長をサポート

ビタミンAを多く含む食材

牛レバー、豚レバー、鶏レバー、アンコウの肝、ウナギ、銀ダラ、ホタルイカ、アナゴ、ワカサギ、イクラ、ニンジン、モロヘイヤ、カボチャ、ほうれん草、春菊、小松菜、ニラ、スイカ、みかん、卵黄など

ビタミンAには子宮環境を整える働きがあります。赤ちゃんがほしいと思ったら、ぜひともとっていただきたい栄養素です。

ビタミンAは細胞の増殖や分化、とくに骨や神経系の分化や形態形成に深くかかわっています。妊娠初期、とくに妊娠が判明する妊娠1〜2カ月の頃は、胎児期は活発な細胞の分裂と分化を繰り返していて、出生後よりもより多くのビタミンAが必要な期間となります。そのため、ほかの栄養素が十分であってもビタミンAの欠乏で赤ちゃんの成長に影響が出やすくなり、粘膜が弱くなって感染症になりやすいという報告もあります。

一方で、ビタミンAの過剰摂取を心配する声もあります。

実際、皮膚角化症や乾癬《かんせん》治療、ニキビ治療などに用いられるビタミンAの誘導体（ビタミンAの構造を変えたもの）は、妊娠前はもちろん、妊娠中に用いるのも禁忌とされています。ビタミンA誘導体やビタミンAの異性体（化学合成によって一定割合で生じる自然界には存在しないビタミンA）には、催奇形性（胎児に奇形が起こる危険性）があると報告されているためです。

しかし、自然界に存在する、天然のビタミンAには催奇形性はないと考えられているのです。

ただ、医薬品としてのビタミンAやサプリメントのなかには合成のビタミンAを含む場合が多く、その服用には注意が必要になります。

妊婦さんの多くはビタミンAが不足している状態であり、ビタミンA欠乏により赤ちゃんにトラブルが発症する可能性があることから、アメリカでは妊婦さんは積極的にビタミンAの摂取を必要とするというまったく異なる内容も報告されています。ビタミンAは積極的に摂取していただきたいのですが、摂取には注意が必要です。ビタミンAを摂取する場合は、天然の食品から、または天然の食品を原料とした良質のサプリメントからとることをおすすめします。

なお、モロヘイヤやカボチャ、ニンジンなどの緑黄色野菜に含まれるβ-カロテンは、ビタミンAの働きを活性化するため、一緒にとるようにするといいでしょう。

妊娠中期～妊娠後期

亜鉛
赤ちゃんの成長を促し、皮膚を強くする

亜鉛を多く含む食材

カキ、カニ（水煮缶）、牛肉、コンビーフ、ラム肉、牛レバー、豚レバー、鶏レバー、

ウナギ、ホタテ貝柱、イイダコ、サバ、サケ、アサリ、カマンベールチーズ、パルメザンチーズ、アーモンド、煮干し、スルメなど

亜鉛は、不足している人が圧倒的に多いと実感する栄養素のひとつです。

亜鉛は精子に多く含まれているため、男性がとるべき栄養素だと思われがちですが、女性ホルモンの作用を高める働きもあり、妊娠を望む女性にはぜひとっておいてほしい栄養素なのです。

亜鉛が不足してしまう原因は、現代人の食生活を見れば一目瞭然です。

加工食品には亜鉛の含有量が低いので、忙しくて食事をレトルト食品や冷凍食品ですませているという人や、スナック菓子が大好きでやめられない人などは亜鉛をほとんどとることができません。

また、体にいいからと野菜ばかり食べている人も、十分な量の亜鉛をとりにくいでしょう。ダイエットや健康志向から野菜中心の食事をしていて、肉や魚などをほとんど食べていない人も要注意です。

加工食品やスナック菓子のもうひとつの問題点は、糖質が多いことです。過剰に糖質を摂取すると、血糖値のバランスが崩れ、インスリンの分泌にも乱れが生じて、排卵障害の大きな原因になります（詳しくは第3章でお話しします）。

また、亜鉛と鉄が含まれている食品は共通しているため、亜鉛欠乏と鉄欠乏は連動しやすく、より一層妊娠体質から遠ざかってしまいます。

亜鉛は、妊娠してからも胎児の成長に不可欠な栄養素です。

亜鉛は鉄同様、粘膜をつくる材料になります。受精卵が着床しやすい、ふかふかの子宮のベッドをつくってくれるだけでなく、妊娠後は赤ちゃんにとって居心地のいい環境を整えてくれます。

おなかに宿った赤ちゃんは、1つの細胞を2つに、2つの細胞を4つにと細胞分裂を繰り返しながら大きくなります。亜鉛は、この細胞分裂を促す働きがあります。

妊娠28週め以降になると、赤ちゃんは急速に母体から亜鉛を吸収しはじめます。このとき、ママが亜鉛欠乏だと、当然赤ちゃんも亜鉛欠乏になり、低体重、低身長、また皮膚が弱くなるといった影響が出ることがあるといわれているのです。

また、重度の亜鉛欠乏は、味覚障害を招くことがあるといわれています。濃い味付けのものを好んだり、食べ物の味がよくわからなくなるといった症状です。おなかの赤ちゃんも同様で、舌にある味蕾《みらい》という味を感じる部分もおなかにいるときにつくられていますから、お母さんの亜鉛欠乏が赤ちゃんの味覚にも影響することになります。

出産後も、亜鉛は重要な役割を果たします。亜鉛は赤ちゃんの免疫機能を整えてくれるのです。

生まれたばかりの赤ちゃんは母乳から亜鉛を摂取しますが、とくに出産後数日のあいだに出る初乳には、出産後3カ月を過ぎた母乳の、なんと8倍もの亜鉛がたっぷり含まれています。そのくらい、亜鉛は赤ちゃんの成長にとって大切なものなのです。

亜鉛には皮膚を守る働きもあるので、赤ちゃんのアトピー性皮膚炎を防ぐためにも有効です。私の知る限り、母乳育児の赤ちゃんはアトピーになりにくい傾向があるようです。

「粉ミルクよりも母乳がいい」というのは誰もが知るところです。たしかに粉ミルクにも亜鉛は含まれていますが、とくに初乳の比ではありません。初乳でどれだけ赤ちゃんに必要な栄養を届けられるかは、妊娠中のお母さんの栄養のとり方にかかってきます。

とくに妊娠初期から中期にかけての亜鉛は、赤ちゃんの成長にかかわりますので、妊娠前からしっかりとっておくことが大切です。

妊娠中期〜妊娠後期

ビタミンC

ストレスや老化から体を守る抗酸化栄養素

ビタミンCを多く含む食材

赤パプリカ、黄パプリカ、バナナ、甘柿、キウイ、かぶの葉、グレープフルーツ、イチゴ、カリフラワー、モロヘイヤ、ニガウリなど

女性なら、ビタミンCが不足するとシミやシワができやすいということは知っているかもしれませんね。

それだけではなく、ビタミンCは妊娠体質にも欠かせない栄養素です。

ビタミンCはビタミンEと並んで、抗酸化作用がとても強い栄養素です。細胞は酸化（サビること）して傷がつくと、老化や病気を引き起こします。

細胞膜は脂質やたんぱく質、糖質などからつくられていますが、それらが傷つけられると、細胞が本来持っている機能が低下し、機能不全が起こってしまいます。

これは卵子も例外ではありません。卵子も酸化することで老化してしまい、この酸化を引き起こしている要因が活性酸素です。活性酸素は、本来細菌やウイルスから体を守るためにつくり出されますが、増えすぎると細胞を傷つけてしまいます。

このままでは活性酸素によって、病気や老化がどんどん進んでしまうところですが、私たちの体には、同時に活性酸素を消去する力も備わっています。抗酸化作用のあるビタミンCもそのひとつで、活性酸素を除去してくれる働きがあります。

ただし活性酸素は、ストレスやアルコールの摂取、喫煙、糖質の多い食事、激しい運動や紫外線などによって発生が促され、それによってビタミンCも失われてしまいます。

妊娠体質に近づくためには、これらの活性酸素の発生要因をなるべく避け、そのうえでビタミンCなどの抗酸化作用の高い栄養素をたっぷり補給して、卵子の老化のスピードをゆるやかにさせましょう。

ビタミンCは体内のあらゆるところで抗酸化力を発揮し、役目が終わると尿中に排泄されます。一度にたくさんとっても尿中に出てしまうので、できるだけこまめに回数を分けてとり、血中濃度を保つようにすることがポイントです。
また、ビタミンEのところでお話ししたように、ビタミンEとCを一緒にとることで体内に有効利用され、抗酸化作用が持続されるというメリットもあります。

授乳期

カルシウム
赤ちゃんに与える準備、できていますか？

カルシウムを多く含む食材

牛乳、煮干し、干しエビ、ヨーグルト、プロセスチーズ、カマンベールチーズ、パルメザンチーズ、豆腐、ゴマ、モロヘイヤ、小松菜、ウナギ、サバ、イワシ、サケ、ワカサギ、シシャモ、魚肉ソーセージなど

カルシウムは赤ちゃんの発育に欠かせない栄養素。

おなかの赤ちゃんは、胎盤を通して母体から30gものカルシウムをもらって骨や歯をつくります。出産後も母乳から毎日210㎎のカルシウムをもらっています。

成人女性に必要な最低限のカルシウム量は一日600㎎ですが、赤ちゃんに十分なカルシウムを与え、お母さんがカルシウム不足にならないためにも、妊娠中は900㎎、授乳中は1100㎎はとる必要があります。

カルシウムは約99%が骨や歯などの組織内に存在していますが、残りの1%は細胞、血液、筋肉や神経などに分布しています。

妊娠中に足がつりやすかった、という人は多いのですが、これはカルシウムの欠乏症状です。カルシウム不足になると、自律神経の調整、筋肉や毛細血管の収縮や弛緩《しかん》にも影響をするからです。

カルシウムは心の安定にも影響を与えます。カルシウムが不足するとイライラしてストレスを感じやすくなるなど、メンタル面でも不安定になることがあります。

妊娠中から産後まで重要なカルシウムですが、食品によって吸収率が違います。牛乳や乳製品では約40%、小魚は約30%、青菜は約20%となっています。

このように、妊娠中から産後まで、大切な働きをするカルシウムですが、単にたくさんとればいいのかというと、そうではありません。カルシウムは、吸収を促進させる栄養素と一緒にとるとより効果的なのです。

まず第一に一緒にとるといい栄養素の代表はマグネシウム。カルシウムとマグネシウムは「ブラザーミネラル」と呼ばれ、いわば兄弟の関係。カルシウムの吸収にはマグネシウムが欠かせません。

両者のバランスとしては、1対1が理想です。食事をとるときは、カルシウムと同時にマグネシウムもとるよう心がけてください。大豆製品やナッツ、玄米などに多く含まれています。

そのほか、酢やレモン、リンゴなどに含まれるクエン酸、サバやイワシなどに含まれるビタミンDなども一緒にとるといいといわれています。

授乳期

DHA、EPAとるだけで子どもの知能がアップ！

DHA、EPAを多く含む食材

イワシ、サバ、サンマ、マグロ脂身、ブリ、ウナギ、タチウオ、子持ちカレイ、ハマチ、銀サケ、マダイ、サバみそ煮缶詰、白サケ水煮缶詰、カツオフレーク缶詰など

ＤＨＡ（ドコサヘキサエン酸）とＥＰＡ（エイコサペンタエン酸）は、青魚に多く含まれる魚油としてよく知られている栄養素。どちらもオメガ3という種類の脂肪酸です。血液をサラサラにする効果があり、中性脂肪を下げる効果もあります。また、脳の発達や脳機能の維持にも働いてくれるといわれています。

２００３年、ノルウェーでおこなわれた実験があります。妊娠18週の妊婦さんから産後３カ月までの５９０人の女性にタラ肝油（ＤＨＡ、ＥＰＡを多く含む）とコーン油（ＤＨ

A、EPAを含んでいない）を毎日10㎖ずつとってもらう比較実験です。

生まれた子どもが4歳になったときにおこなわれたIQテストで、DHA、EPAをとらなかった妊婦さんの子どもに比べて、DHA、EPAをとった妊婦さんの子どものIQテストの結果がよかったのです。「魚を食べると頭がよくなる」といわれていますが、これはDHA、EPAが関係していたのですね。

また、DHA、EPAは産後の授乳期にも関係しています。

母乳にはDHAが豊富に含まれているので、赤ちゃんの脳の発達を促す効果が期待できます。日本人の母乳のなかには、欧米人の2～3倍のDHAが含まれているといわれています。その理由は、青魚を多く食べてきた、日本人の食習慣にあります。

ただ最近、魚を食べる量が減ってきているため、DHA、EPAは不足しやすくなっています。生まれてくる赤ちゃんのためにも、意識してとるようにしたいものです。

イワシやアジ、サンマなどの青魚を毎日摂取するか、もしくは良質なサプリメントを利用するのがおすすめです。

コラム

男性の「妊娠力」を上げる栄養素

不妊の原因は女性だけではありません。パートナーである男性にも原因があるケースがあります。

栄養セラピーでできることは、男性に対しても同じです。栄養状態をよくして、心身ともに整え、健康になること。細胞から元気になれば、男性も「妊娠（させ）体質」になることができるのです。

男性にぜひとってもらいたい栄養素は何といっても「亜鉛」です。

亜鉛は非常に大切なミネラルであり、精子形成や前立腺の働き、精子の運動と活性化にもかかわっており、別名「セックスミネラル」とも呼ばれます。ところが男性には亜鉛欠乏が多いのです。亜鉛が欠乏すると、意欲の低下や性欲の低下が起こるのも特徴です。

実際、不妊治療をしている医師は、栄養セラピーで亜鉛など必要な栄養素をとって検査結果が改善したあとの精子を見て、「別の人の精子かと思った」とびっくりしたとか。それくらい精子の数も増えますし、精子の運動も改善するのです。

もうひとつの亜鉛の大きな働きは、血糖値を下げるインスリンの分泌を調整すること。血糖値とインスリンの関係については後述しますが、亜鉛欠乏ではこの調整がうまくいかなくなり、インスリンの出が悪くなったり、逆に出すぎたり、出るタイミングが遅れたりします。このような状態のときは、亜鉛も減少する傾向があるので、血糖値が高くなる食事をしないようにする必要があります。

また亜鉛と合わせてとってほしいのがビタミンD。

ビタミンDは女性の妊娠に欠かせない栄養素であることはすでにお話しした通り。それは男性にとっても同じです。ビタミンDが欠乏している男性の精子は、精子運動率や前進精子運動率が低く、また正常精子形態率が低いという報告があるのです。

妊娠を考えているカップルは、ぜひご夫婦で一緒に亜鉛とビタミンDをとることをおすすめします。

第3章

今日から実践！
「妊娠体質」に変わる食べ方

高たんぱく・低糖質な食べ方のコツ ―― 定 真理子

妊娠体質をつくる基本① 「低糖質な食べ方」

妊娠体質をつくるベースとなる食べ方は、ズバリ「高たんぱく・低糖質」です。「高たんぱく・低糖質」とは、わかりやすく言い換えれば、「おかずでおなかをいっぱいにする食事」です。

まず「低糖質な食べ方」について具体的に説明していきましょう。

最近では、「糖質」という言葉を聞かない日はないほど、一般的に広まってきましたね。スーパーの食品売り場でも「糖質オフ」「糖質ゼロ」をうたった商品がたくさん出回っています。

また、「高たんぱく・低糖質」というと、最近ダイエットなどでも注目されている「糖質制限」を思い浮かべる人もいるかもしれません。

でも、ただやみくもに糖質をカットした食品を買ったり、糖質の摂取をゼロにしたりすればいいのではありません。妊娠体質のために必要なのは、「血糖値をコントロールする食べ方」です。

糖質の高い食品を食べると、まず血糖値が急激に上昇します。脳はエネルギー源として血液中のブドウ糖を必要としますが、同時に、血液中のブドウ糖値（血糖値）が乱れるのを嫌います。

糖質を過剰に摂取して急激に血糖が上がると、今度は急激に下がります。このように血糖値の乱れが起こると、脳にとって好ましくない状態になります。結果としてあらゆる体の不調を招くことになり、女性ホルモンの乱れにもつながります。

理想は、安定した状態でブドウ糖が供給されること、つまり糖質を過剰にとらない低糖質な食べ方です。

まずは糖質の高い食品をなるべく避けるようにしてみてください。

糖質の高い食品とは、スイーツなどの甘いものだけではありません。いわゆる「主食」と呼ばれるご飯やパン、パスタやうどんといっためん類などの炭水化物も含んでいます。

主食のなかでもとくに、「白いもの」には注意が必要です。

白いもの＝精製された食品です。精製された食品は糖質が高く、血糖値がとても上がりやすいのです。

食べるなら、ご飯なら精製されていない玄米や、パンならライ麦パンや全粒粉など、茶色いものを選ぶといいでしょう。

「主食を抜いたり、食べる種類を変えるなんてできそうにない」

「ご飯やパンを抜く食生活なんてつらすぎる」

という人は、できるだけ量を減らすだけでも効果があります。

たとえば一日3食のうち、1食だけでも主食を抜いてみることからはじめてみましょう。

これなら、無理なくスタートできますよ。

妊娠体質をつくる基本②「高たんぱくな食べ方」

次に、「高たんぱくな食べ方」についてお話ししましょう。

なぜ高たんぱくな食事が大切なのでしょうか。それも、「血糖値をコントロールする食べ方」ができるからなのです。

糖質をとると血糖値が急上昇するのに対して、たんぱく質をとっても、その上昇の仕方はとてもゆるやかで、下がり方もゆるやかです。

そして第2章で説明したように、たんぱく質は体をつくる土台となる基本の栄養素でもあります。さらに、妊娠体質になるために重要な役目を果たすコレステロールは、たんぱく質と結合することで体内を移動できます。「低たんぱく・低コレステロール」は妊娠を遠ざけてしまいます。

野菜中心で健康に気をつかっている人ほどたんぱく質不足、また低コレステロールのケースが多いことは、すでにお話しした通り。

たんぱく質には肉や魚、卵などに多く含まれる動物性たんぱく質と、豆腐や納豆などの大豆製品に多く含まれる植物性たんぱく質があります。

「肉や卵のとりすぎは体によくないし、太りそうでイヤ」

「豆腐や納豆を食べているから、肉や魚は食べなくても大丈夫」

こう考えて、動物性のたんぱく質を控えている女性は多いのですが、その食生活こそが、たんぱく質不足を招いています。この後で述べますが、豆腐や納豆などの植物性たんぱく質だけでは、体内で有効利用されにくくなるのです。

たんぱく質は食いだめすることができず、毎日私たちの体から一定量消費されていきます。ですから、基本的にはたくさんとっても大丈夫。

ダイエットや野菜中心の生活でたんぱく質が不足していると、体重が落ちても（これでダイエットは成功したかに見えますが）、大切な筋肉まで落ちていて、体のなかは低栄養状態でボロボロになっていることが多いのです。

これでは妊娠する以前の問題。健康な体を維持してはじめて、体は妊娠できる状態になります。そのために、たんぱく質は絶対に欠かしてはいけないものなのです。

たんぱく質のとり方にはコツがある

たんぱく質をとる際は、以下の点を意識するようにしてみてください。

❶肉・魚・卵・豆類を手のひら1つ分（100g）ずつとる
❷動物性たんぱく質と植物性たんぱく質を一緒にとる
❸プロテインスコアを意識する
❹おやつもたんぱく質をとるようにする

それぞれについて説明しましょう。

❶肉・魚・卵・豆類を手のひら1つ分（100g）ずつとる

たっぷり食べてほしいたんぱく質を多く含む食品には、大きく分けて「肉」「魚介類」「卵」「大豆製品」の4種類があります。

具体的にたんぱく質をどれくらいとればいいかというと、肉、魚、卵、豆・豆製品をそれぞれ手のひら1つ分が目安です。

手のひらにのる量とは、肉や魚なら約100g、卵なら1～2個、大豆食品なら豆腐2分の1丁と納豆100gに相当します。1食につき、「手のひら1つ分」のなかから2つ選んでとるようにしましょう。

かなり多くの量のたんぱく質をとらなければいけないことがわかりますね。だからといって、たんぱく質のまとめ食いはNGです。すでにお話ししたように、たんぱく質は常に消費されており、食いだめができないからです。

「今日のランチはステーキでたっぷりお肉を食べるから、夜は控えめにとろう」というわけにはいかないのです。

人間の体は常に、たんぱく質という材料を必要としています。ですから、毎食こまめにとる必要があります。

ちなみに魚を食べるときは切り身を食べるよりも丸ごと1匹食べるほうが栄養価が高くなるのでおすすめです。大きな魚を丸ごと食べるのは大変ですが、たとえばウルメイワシやシラスなどの小魚なら食べやすいですね。丸ごと食べることで、たんぱく質だけでなく、鉄やカルシウムまでとることもできます。

高たんぱく質の食事をすると腹持ちがよくなることもメリットのひとつです。たんぱく質をしっかりとることで、ご飯やパンなどの主食の食べすぎを抑えることができ、結果的に太りにくく、血糖値が安定する食べ方につながります。

❷動物性たんぱく質と植物性たんぱく質を一緒にとる

たんぱく質には大きく分けて4種類あるといいました。

肉は、牛肉、豚肉、鶏肉、羊肉など種類は問いません。好きなものを食べましょう。魚介類は、切り身やお刺身もありますが、それ以外にもかつお節や煮干し、ホタテやアサリなどの貝類のほか、ツナ缶などの缶詰も上手に利用しましょう。ただし、缶詰のなかでも甘い味付けをしてあるものは糖質が高いので避けてください。

卵も、調理の仕方はさまざまありますね。生卵、ゆで卵、目玉焼き、スクランブルエッ

たんぱく質をとるときのポイント

肉・魚・卵・大豆製品の4つのグループのなかから、毎食「手のひら1つ分×2」をとりましょう

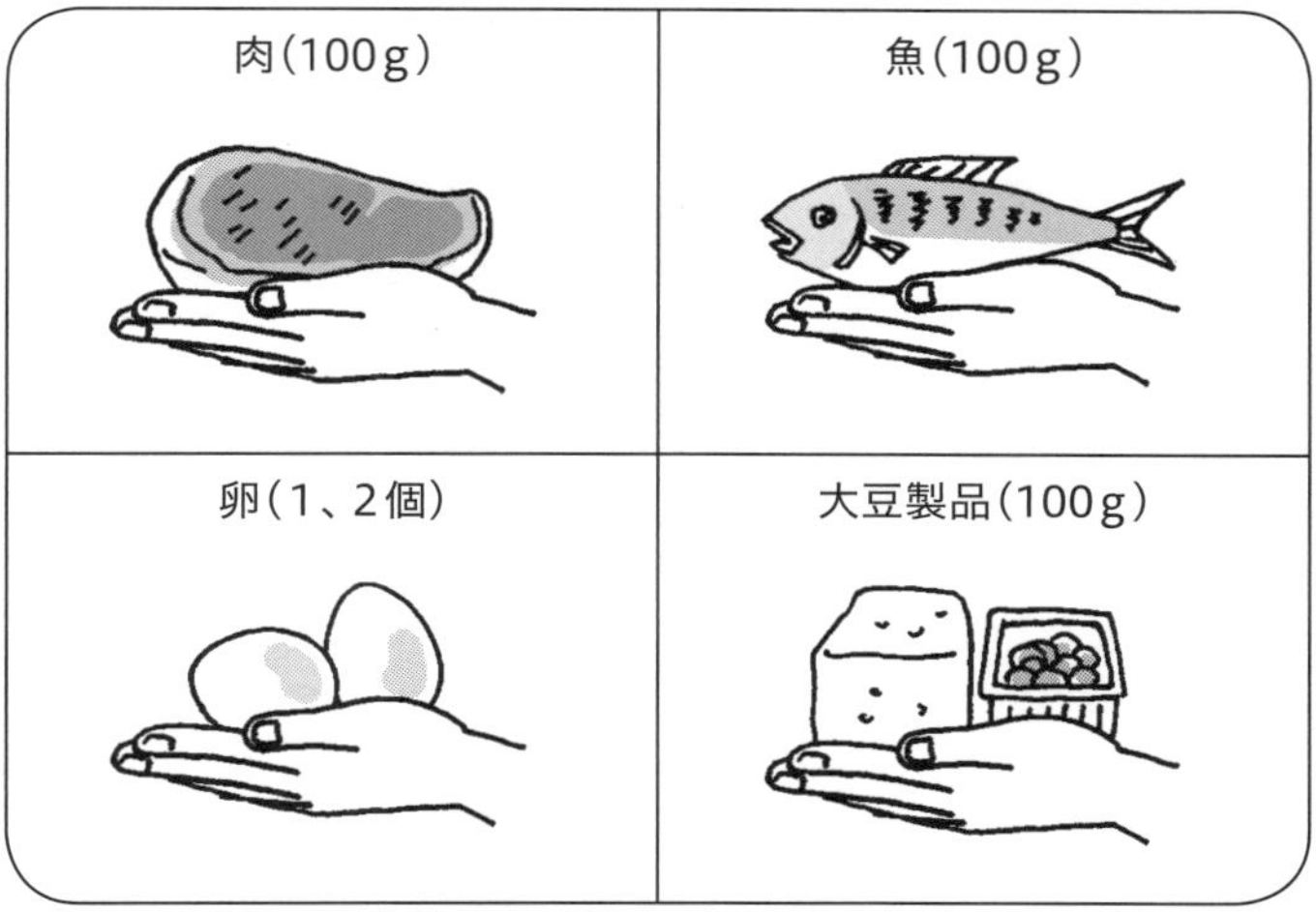

組み合わせ例（1食につき）

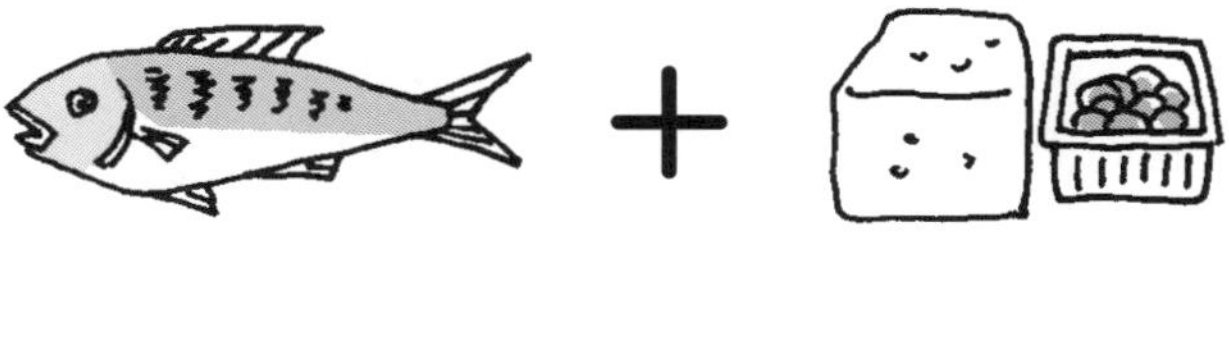

「魚＋大豆製品」など、動物性たんぱく質と植物性たんぱく質を組み合わせると、効率よく栄養を摂取できる

グなど食べ方はお好みでOKです。大豆製品は、豆腐や納豆のほかにも、厚揚げ、油揚げ、高野豆腐、無調整豆乳なども含まれます。

これらのたんぱく質の食べ方のコツは、1つのものだけを食べるのではなく、上手に組み合わせて食べること。

ただ、なかでもとくに積極的にとっていただきたいのは、断然、肉や魚、卵などの動物性たんぱく質のほう。なぜなら、大豆製品などの植物性たんぱく質に比べて、動物性たんぱく質のほうが圧倒的に吸収率が高いため、たんぱく質を効率的に摂取できるからです。妊娠体質をつくるためにも、やはり動物性のたんぱく質がとくに必要です。

それにもかかわらず、「肉や卵のとりすぎはよくない」と考えてなるべく食べないようにしたり、豆腐や豆といった植物性たんぱく質ばかりとる食生活をしている人が多く見受けられます。

もちろん植物性たんぱく質を摂取することも大切です。でも、せっかく食べるなら、植物性たんぱく質も効率よく吸収したいですよね。

そこでおすすめしている食べ方があります。それは植物性たんぱく質と動物性たんぱく質を一緒にとること。こうすることで、植物性たんぱく質の利用効率を高めることができるのです。

たとえば、納豆に生卵をかけて食べたり、豆腐にかつお節や肉みそをのせた冷奴などの組み合わせもおすすめです。

もちろん、一度に4種類のたんぱく質を上手に組み合わせてみる食べ方もあります。豆腐に牛肉、生卵が入ったすき焼きや、ツナと卵のサラダを組み合わせるなど、いろいろなメニューを工夫してみましょう。

❸プロテインスコアを意識する

妊娠体質をつくるために必要な一日のたんぱく質の量は、体重で示すこともできます。その量とは、体重1kg当たり1〜1・5g、妊娠中では1・5〜2gです。体重が50kgの人の場合、妊娠前では50〜75g、妊娠中では75〜100g必要ということになります。

生卵1個に含まれるたんぱく質の量はおよそ6・5g。かなり必要なことになります。

100gの牛肉には20gのたんぱく質が含まれていますが、実はその20gがそのまま体内に吸収されるわけではありません。

そこで、効率よくたんぱく質をとるために知っておいていただきたいのが「プロテインスコア」です。

たんぱく質は20種類のアミノ酸からできています。プロテインスコアとは、食べ物のなかにどれだけバランスよくアミノ酸が含まれているかを示す値のことをいいます。この値が100に近いほど、アミノ酸のバランスがよく、たんぱく質として有効ということになります。

プロテインスコアが高いのはなんといっても卵で、スコアは100。それに対して、牛肉のプロテインスコアは80です。牛肉100gには20gのたんぱく質が含まれているので、プロテインスコアをかけあわせると、16gということになります。

ただここで気をつけなければいけないのが、肉や魚のアミノ酸量は加熱することによってほぼ半減してしまうということ。それを考慮したうえで、たんぱく質の量を確保しなければなりません。たとえば魚なら、火を通さずに、刺身として食べるのもいいでしょう。

ここでも卵は優秀な食品です。卵は加熱してもアミノ酸量はそれほど減りません。毎日2個くらいは卵を食べましょう。

また、豆腐のプロテインスコアは51。卵の約半分しかありませんから、栄養バランスで見れば断然卵に軍配が上がります。ただ、先に説明したように、卵などの動物性たんぱく

知っておきたいたんぱく質のプロテインスコア

どれだけ食べたらどれだけとれる?

木綿豆腐（半丁）150g ＝ たんぱく質 9.9g × プロテインスコア 0.67 ＝ **6.6g**

生卵 1個 ＝ たんぱく質 6.5g × プロテインスコア 1.00 ＝ **6.5g**

牛肉 100g ＝ たんぱく質 20g × プロテインスコア 0.8 × 1/2 ＝ **8g**

（1/2：加熱調理で半減する）

食べ物のプロテインスコア

鶏卵（全卵生）	100
鶏レバー	93
牛乳（生乳）	85
精白米	81
牛肉	80
鯵（生）	78

鮭（生）	78
木綿豆腐	67
アサリ	66
小麦粉	56
トマト	51
ほうれん草	41

質と一緒にとることで吸収率がアップしますから、いろいろな種類のたんぱく質をこまめにとることがもっとも大切です。

❹おやつもたんぱく質をとるようにする

妊娠体質のために低糖質の食生活をおすすめすると、悲しそうな顔で、

「甘いものが大好きでやめられないんです」

「おやつも食べないほうがいいんですよね……」

といわれることがあります。

でも、栄養セラピーでは、低糖質にさえ気をつけていれば、間食はNGではありません。これは、「3時のおやつは欠かせない！」という人にとっては、うれしい話ではないでしょうか。

ただし、間食する際は、血糖値を急激に上げる甘いお菓子は、やはり厳禁です。

おやつに食べるなら、やはりたんぱく質です。

おやつや軽食を買うためにコンビニエンスストアを利用する人も多いでしょう。たんぱく質のおやつというとピンと来ないかもしれませんが、栄養セラピー的におすすめの、コ

ンビニエンスストアで買えるたんぱく質のおやつをいくつか紹介しましょう。

- ノンフライのナッツ
- チーズ
- ゆで卵
- 無糖ヨーグルト
- 食べる煮干し
- さきイカ（みりんを使っていないもの）
- 枝豆

などです。

寒い季節なら、おでんのゆで卵や牛スジなどもいいですね。

甘いものを食べるよりも腹持ちがよく、少量でも満足できます。よく噛んで、時間をかけて食べることもポイントです。

ただ、いくらたんぱく質のおやつだからといって、たくさん食べると（とくにチーズやナッツ）、エネルギー過多になるので注意してくださいね。

糖質をとりすぎることの問題点

糖質制限、低糖質が大切、とお話ししてきましたが、その根拠についてお話ししていきましょう。

そもそも現代の食生活は糖質をとりすぎています。

スーパーでもコンビニでも、おにぎりやパン、めん類など糖質のオンパレード。手軽に小腹を満たす食品として、所狭しと並んでいますね。

でも、小腹がすいてこのような糖質食品を食べても、またすぐにおなかがすいてしまう、と感じたことはありませんか。

たしかに糖質は貴重なエネルギー源ですが、エネルギーとしてはいちばん燃えやすい性質を持っています。だからこそ、緊急時のエネルギー源としてはとても貴重なものです。

一方、脂肪も貴重なエネルギー源です。脂肪というと、とってはいけないもの、とりすぎると肥満につながるもの、という悪者のイメージが常につきまとっていますが、エネルギーとしての燃え方を比較すると、一概にそんなことはいえないことがわかります。

このことは、糖質と脂肪の燃え方の違いを比べるとよくわかります。

たとえばここに新聞紙と炭があるとします。

燃えやすいのは新聞紙ですよね。糖質は、まさに新聞紙と同じです。これに対して、なかなか燃えにくい炭にあたるのが脂肪です。

糖質をとりすぎることは、新聞紙が山のようにある状態と同じです。エネルギーを新聞紙を燃やすことでまかなえてしまうため、炭を燃やすまでにはなかなか行き着かないのです。言い換えれば、糖質の過剰摂取によって、体内の糖質を燃やすだけでエネルギーをまかなえているため、体脂肪を燃やす段階に至らないというわけです。

つまり、糖質をとり続けている限り、脂肪は燃えないことになります。

糖質制限ダイエットは、まさにこの性質を利用したもの。糖質を制限すれば、体は、ため込んでいた脂肪を燃やさざるを得なくなるため、体脂肪を燃焼して脂肪が落ちるという仕組みです。

先ほど、糖質は緊急時のエネルギー源として貴重なもの、とお話ししました。そう、糖質は緊急時に使うべきエネルギーであり、普段は脂肪をエネルギー源として使うのが人間本来の正しい姿なのです。それが、糖質の過剰摂取によって逆転してしまっているのが、現代人の食生活です。

これが、人間の体にさまざまな不具合をもたらしてしまっているのです。当然、妊娠体質にも大きく影響を及ぼしていることも容易に想像できるでしょう。

血糖値の乱れがさまざまなトラブルの原因に

糖質をたくさんとると、血糖値が急上昇することは繰り返しお話ししてきました。もともと私たちの体には、ホルモンによって血糖値を一定の範囲に調整する機能が備わっています。食事をすると血糖値が上がり、すい臓からインスリンというホルモンが分泌され、血糖値を下げるように作用します。

血糖が余ると、グリコーゲンや中性脂肪として肝臓などに貯蔵されます。逆に血糖が不足すると、肝臓などから糖を放出します。これが正常な働きです。このように、体は常に血糖値を安定させようとしているのです。

ところがご飯やパン、めん類やスイーツなど、糖質が高い食品を過剰摂取していると、やがてこの血糖調節がうまくいかなくなってしまいます。

たとえば糖質の高い食品を少し食べただけでインスリンが過剰に反応して分泌されてしまい、今度は血糖値が急激に下がってしまう、あるいは食事をしても今度は十分に血糖値が上がらなかったり、上がったり下がったりを繰り返して乱れる、ということもあります。インスリンが正常に働かず、血糖値を下げる作用がうまくいかなくなり、今度はインスリンが過剰に分泌されて血糖値が下がってしまう症状を「低血糖症」といいます。今、この症状の人がとても増えています。

空腹になるとイライラしたり、食後に眠くなったりするのは、実は低血糖症の典型的な症状です。脳に送られるはずのブドウ糖が安定しないために起こる症状なのです。それ以外にも、頭痛やめまい、不眠、疲れがとれない、集中力が続かないといった症状が出ることも少なくありません。

このような血糖値の急激な変化や乱れは、体だけでなく、精神面にも大きく影響を与えるため、妊娠を考える女性にはぜひ、糖質を制限した食生活を実践してほしいと思います。ただし、糖質を一切カットした食生活では、かえってストレスがたまってしまいますし、何より食事が楽しくなくなってしまいます。糖質制限で失敗してしまう人の多くに、ストイックにやりすぎてリバウンドしてしまうことがあります。

たまのごほうびにスイーツを食べたり、主食を少なめにとることも、絶対NGではありません。それよりも続けることのほうがずっと大切です。

糖質を上手にコントロールして、血糖値が上がりにくい食べ方を意識するだけでも、体が変わってくるはずですよ。

糖質とインスリンの関係

糖質とインスリンの関係について、もう少し詳しくお話しします。

食事をして血糖値が上がると、インスリンというホルモンがすい臓から分泌され、血糖値を下げるように働くのでしたね。

インスリンは細胞のなかにブドウ糖を取り込むことによって、血糖値を下げます。通常は、この働きによって、食後数時間で、血糖値は正常の値に戻ります。

ところが、糖質の高い食品ばかり食べていると、インスリンが過剰に分泌され続けることになります。このままではすい臓も疲れてしまい、その結果、インスリンの調節がうまくいかなくなってしまうのです。

血糖値を安定させることが大切

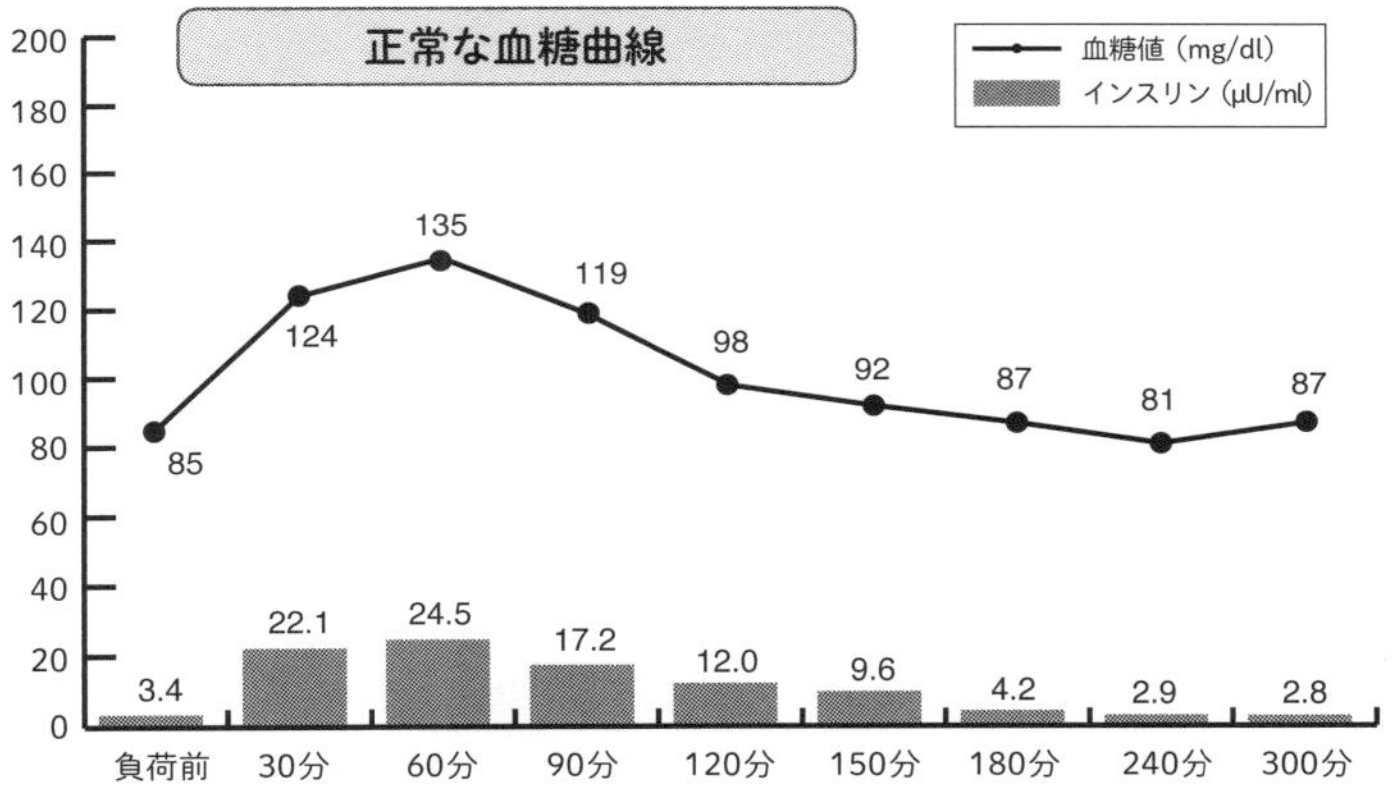

血糖値は空腹時血糖（負荷前）よりも大きく下がることはないため、糖化が起こらず、メンタルも安定した状態が続く

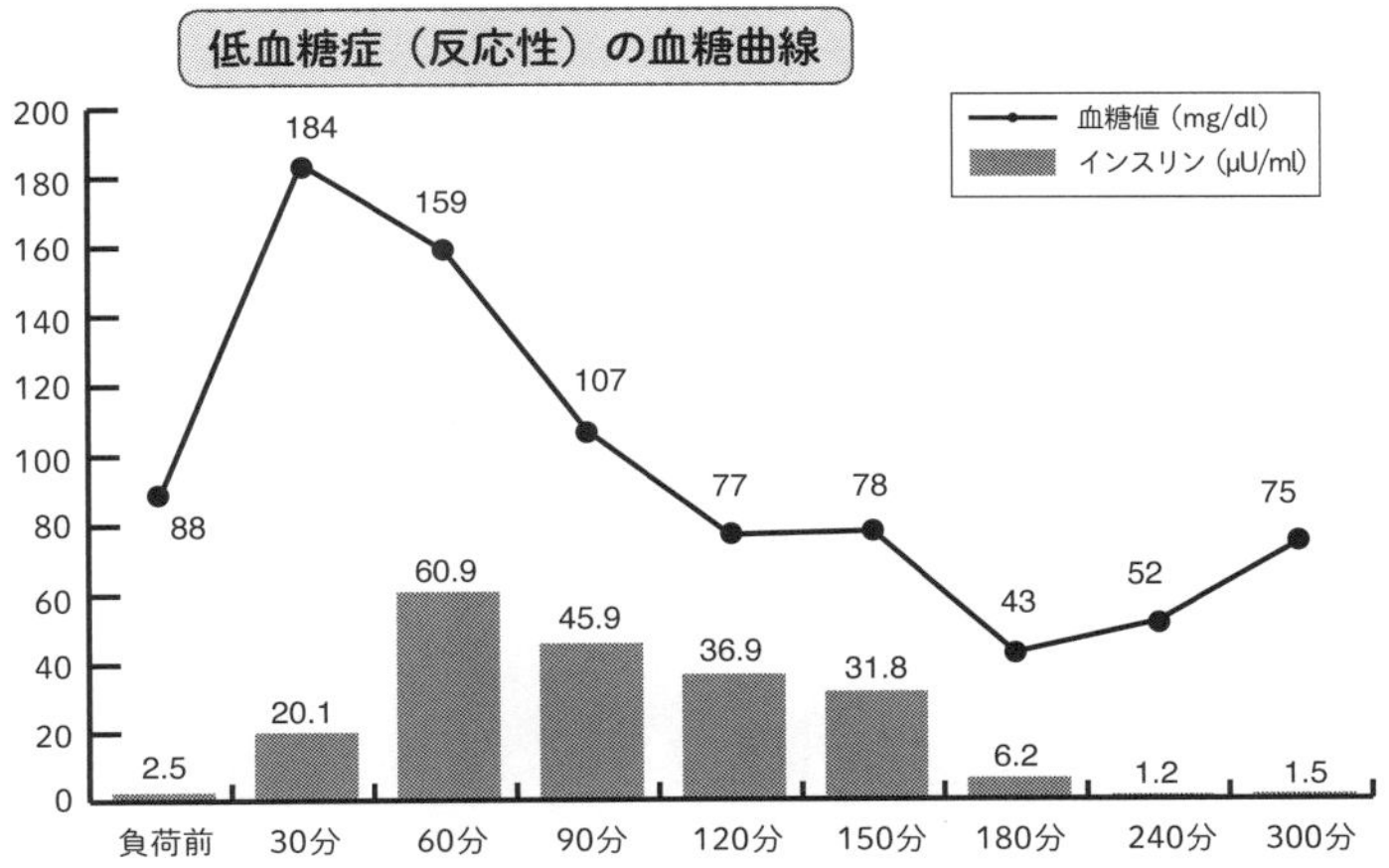

急激に血糖値が低下し、180分後には空腹時血糖（負荷前）の50%まで低下している。このような「血糖値スパイク」はイライラや集中力低下を招く。また、血糖値が140mg/dlを超えると糖化が進み、卵子にも悪影響を与えてしまう

このように、インスリンがうまく効かなくなってしまう状態を「インスリン抵抗性」といいます。

インスリン抵抗性は、肥満の人にも多く見られます。インスリンは別名「肥満ホルモン」とも呼ばれているもの。インスリンの働きが過剰になると、細胞内の糖の取り込みを促進し、糖を脂肪酸に変換します。脂肪酸は中性脂肪に合成され、せっせとため込み、なかなか使われることがありません。蓄えられた脂肪は皮下脂肪になり、やがて内臓脂肪になり、体内に脂肪を蓄積していくのです。

インスリンは、妊娠体質にも大きな影響を及ぼします。

また、インスリン抵抗性がある、つまり血糖調節異常になってしまうと、ホルモンバランスが乱れます。インスリンが過剰に分泌されている状態が続くと、排卵障害の大きな原因になることがわかっています。健康で質のいい卵子を維持するためにも、血糖のコントロールはやはり重要なのです。

血糖値が安定していれば、体の不調もなく、体の本来の力を発揮することができるようになります。これは妊娠力も例外ではありません。妊娠体質になるためにも、糖質を控えて、適切な栄養をしっかりとるようにしましょう。

糖質が多いとどうなる?

正常な場合

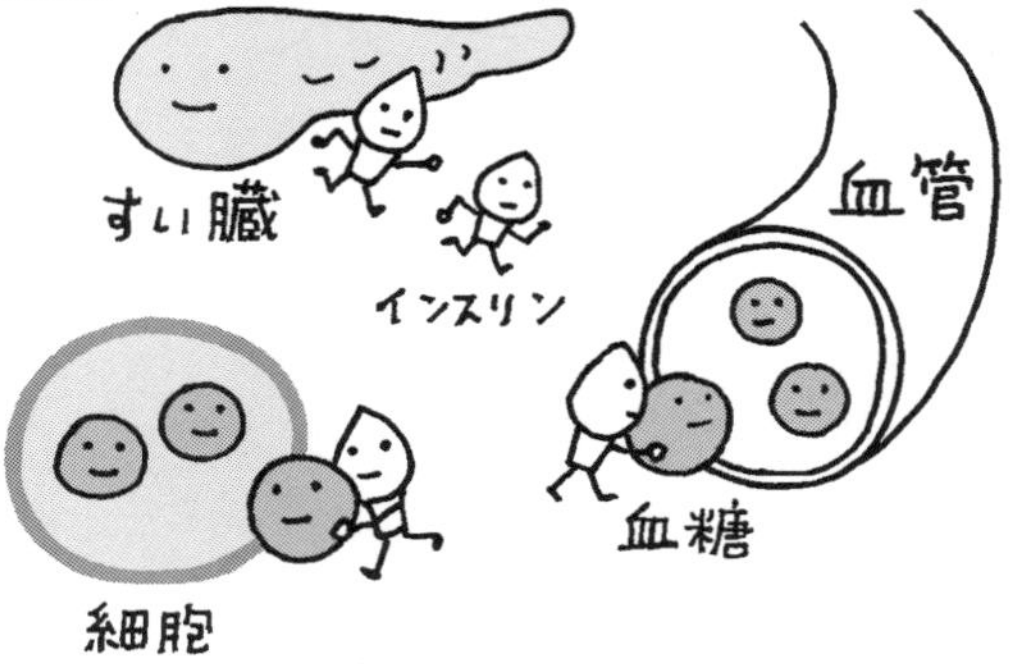

血糖はすい臓でつくられたインスリンによって、筋肉や脂肪などの細胞へと運ばれる

糖が多すぎる場合

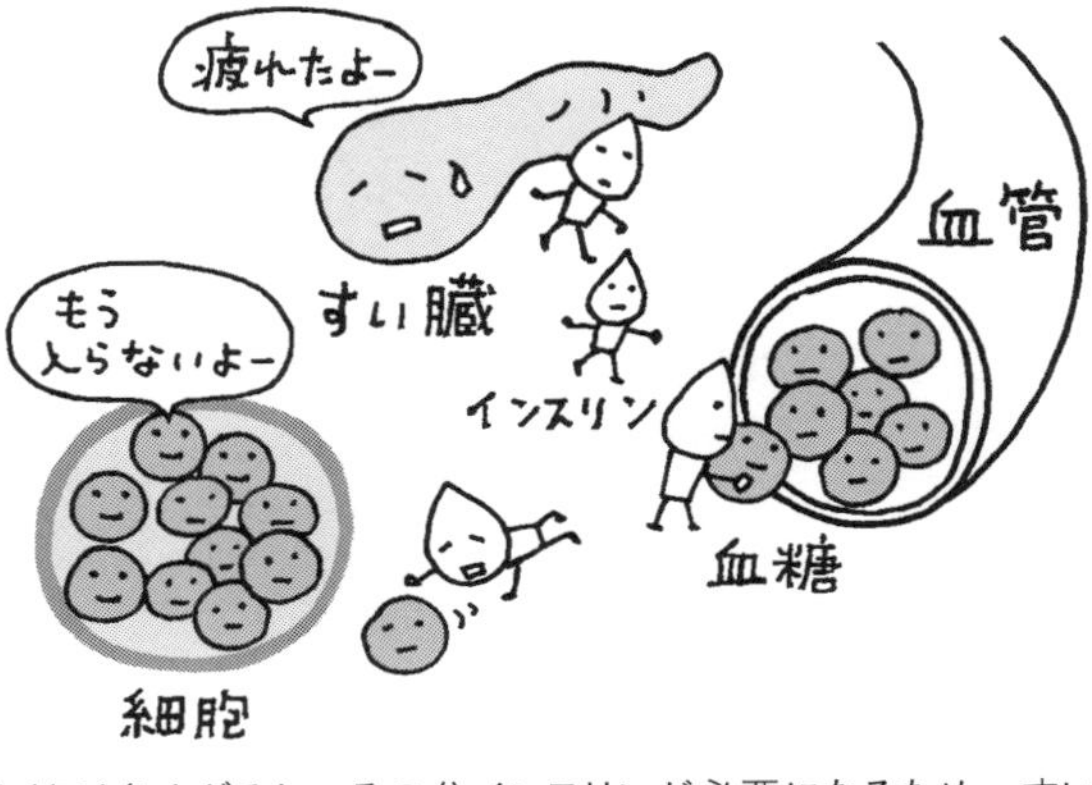

血糖が多すぎると、その分インスリンが必要になるため、すい臓が疲れてしまう。また、インスリン不足や機能低下によって、余分な糖が血液中にあふれてしまう

血糖値を上げない食べ方を意識しよう

血糖値を上げにくい食品選びのひとつの目安となるのがGI値です。

GI値とは、グリセミック・インデックスといい、ブドウ糖を100とした場合、血糖値がどのくらいのスピードで上がるのかがわかる指標として使われています。

GI値が高いほど、血糖値が急激に上がるということになります。反対に、GI値が低いほど、血糖値の上昇はゆるやかになります。

次ページのリストを見るとわかるように、精白米、食パン、うどん、白砂糖などの精製された白いもの、ジャガイモ、キャンディや菓子パンなどがGI値が高いことがわかります。とくにジャガイモは、野菜だからと安心して食べてしまいがちですが、食事をするときには、血糖値が上がりにくい食品、つまりGI値が低い食品を選ぶようにするといいでしょう。

外食などでメニュー選びの参考にもなります。たとえばうどんよりもGI値が低いそばを選ぶ、食パンを使ったサンドイッチよりGI値が低い全粒粉を使ったサンドイッチを選

おもな食べ物の GI 値

なるべく GI 値が 60 以下の食材を選ぶようにする。
精白米、食パン、白砂糖などの「白いもの」は GI 値が高いので避ける。
また、GI 値の低い物→高い物の順で食べるとよい

60 以下：青信号　60 ～ 70：黄色信号　71 以上：赤信号

食品	GI 値
餅	85
精白米	84
胚芽米	70
玄米（五分づき）	58
玄米	56
フランスパン	95
食パン	91
ライ麦パン	58
全米粉パン	50
うどん	80
そうめん	68
スパゲティ	65
ビーフン	87
春雨	50
十割そば（そば粉 100%）	59
肉類	45 ～ 49
魚介類	40 前後
豆腐	42
納豆	33
チーズ	35
卵	30

食品	GI 値
牛乳	25
プレーンヨーグルト	25
ジャガイモ	90
サツマイモ	55
トウモロコシ	70
トマト	30
キュウリ	23
キャンディ	108
菓子パン	95
スィートチョコレート	91
ビターチョコレート（カカオ 75%以上、砂糖 24%以下）	22
アーモンド	30
ピーナッツ	28
コーヒー	16
緑茶	10
紅茶	10
白砂糖	110
黒砂糖	99
はちみつ	88
みりん	15

ぶ、といった具合です。

GI値を意識したうえで、血糖値を上げない食べ方の工夫を2つ紹介します。


ひとつめが「食べる順番を工夫する」こと。

食べる順番を工夫することで、血糖値の上がり方が変わってくるのです。

GI値が低いものから食べるのがポイントです。順番としては、「食物繊維を多く含むもの（野菜など）↓たんぱく質（肉、魚、卵、豆腐など）↓糖質（炭水化物）」となります。


たとえばサラダや酢の物、みそ汁やスープなどから食べはじめ、肉類や魚類などのたんぱく質がメインのおかずを食べます。そして最後にご飯やパンなどの糖質を少量食べます。最後の「糖質」を「少量」にすることが重要なポイント。まったくカットする必要はありませんが、外食の場合は残すのももったいないので、注文するときにご飯は少なめに盛ってもらいましょう。GI値は90と高いので要注意。なるべく避けるか、少量にして食べる順番をあとにするようにしましょう。

それ以外の野菜は、ほとんどGI値が低いものばかり。野菜に含まれる食物繊維には、糖質の吸収をゆるやかにする効果があるので、ぜひ最初に食べるようにして、徐々に血糖値を上げる食べ方をするのが正解。さらにいえば、よく噛んで、時間をかけてゆっくり食べることでも血糖値の上がりすぎを防げます。忙しいとなかなかできないことですが、なるべく意識してみてください。

そして血糖値を上げない食べ方の2つめは、「食事の回数を分けること」。

食事は一日3食が基本とされていますが、栄養セラピーでおすすめしているのは、一日5食。一日3食に加えて、朝食と昼食のあいだ、そして昼食と夕食のあいだに、軽く食べるという方法です。つまり、なるべく食間をあけないという考え方です。

この方法こそ、血糖値を上げにくい方法です。

血糖値は食事をとると上がり、その後だんだん下がって安定していきます。食事の間隔が短ければ、血糖値のアップダウンはゆるやかになりますが、食間が長ければ、それだけ空腹の時間が長くなり、血糖値のアップダウンは激しくなります。

ですから、朝食抜きや一日2食などはもってのほか。一日5食にすることによって、食事の間隔を短くすれば、血糖値の急上昇を防ぎ、血糖値もコントロールしやすくなります。

とはいえ、間食として食べるものには、血糖値が上がりやすいお菓子などはもちろんNG。133ページで紹介したように、ナッツやチーズ、ゆで卵などの「高たんぱく・低糖質」の食品をとりましょう。量の目安はアーモンドなら10粒程度、チーズは6ピースのうち2個、豆腐は2分の1丁、ゆで卵なら1個です。

また、夜寝る直前の〝ちょい食べ〟もおすすめです。ヨーグルト、ホットミルク、卵スープなどのたんぱく質を中心に少量とります。私は寝る前にプロテインかアミノ酸のサプリメントを飲んでいますが、就寝中の血糖値が安定し、睡眠の質がぐっとよくなります。ココナッツオイルもおすすめですよ。

意外に糖質が多い、果物や野菜ジュース

糖質が高いのは、ご飯やパンなどの主食や甘いお菓子だけではありません。

意外と見落とされがちなのが、果物の糖度の高さです。

果物はビタミンも豊富で、食物繊維やポリフェノールなどの抗酸化成分がとれるため、お菓子を食べるよりはヘルシーなイメージがあります。

ところが果物には、驚くほど多くの糖分が含まれています。とくに多く含まれているのが「果糖（フルクトース）」です。果糖をとりすぎると、肥満や生活習慣病の原因になるともいわれています。

通常、糖質をとると、血糖値が上がり、インスリンが分泌されて血糖値を下げるように働きかけることは、すでに説明した通りです。ところが、果糖（フルクトース）の場合、摂取してもインスリンの分泌を促すことがありません。細胞内に取り込まれるときも、インスリンに依存することがないのです。だから、血中に糖があふれても、インスリンが関与することはありません。

どういうことかというと、フルクトースは別の経路で細胞内に入ってしまうということです。そうなると、インスリンが効かないために血糖を下げるように働くこともなく、歯止めがきかなくなってしまうのです。

さらにフルクトースの特徴として、満腹中枢に働きにくいというものがあります。つまり、いくら果物を食べても、おなかがいっぱいだと感じにくいのです。果物が大好きで、「いくらでも食べられてしまう」という人もいるのではないでしょうか。でも、食べすぎてしまうと、肥満になるだけでなく、糖尿病などの生活習慣病にもつながりかねません。

それでもまだ、昔の果物は糖度が低いものでした。ところが現在の果物は、品質改良されるなどさまざまな工夫がされて、非常に甘いものになっています。私たちは甘ければおいしいと感じますから、仕方がないことなのですが、昔の果物とは比べものにならないほどに糖度が高くなっているのです。

また、美容のためにドライフルーツを食べている女性もいますね。たしかにお菓子を食べるよりは、健康によさそうです。でも、ここにも落とし穴があります。

ドライフルーツは生の果物よりも糖分がぎゅっと濃縮されているので、非常に糖度が高いのです。それに加えて、砂糖で味付けしてあるものさえあります。これでは果物と砂糖を同時に食べていることになってしまいます。

もちろん果物はメリットも多い食材なので、食べてはいけないものではありません。ただ、食べるなら次のルールを守るようにしてみてください。

◉なるべく糖度の低い果物を選ぶ（たとえばグレープフルーツ、はっさく、甘夏などの柑橘《かんきつ》類やスイカ、パパイヤ、びわなど）

◉ほんの少量を朝食の最後に食べる

少量の果物では満足できない場合は、無糖ヨーグルトに加えて食べるのもいいでしょう。

ヨーグルトと一緒に食べることで、果物だけを摂取するよりもゆっくりと吸収されるだけでなく、たんぱく質やカルシウムも同時に摂取できます。

どうしても糖度の高い果物（バナナ、イチゴ、メロン、パイナップル、桃、梨など）を食べたい場合は、食後のデザートとしてほんの少しだけ食べるという方法のほか、凍らせて食べるのもおすすめです。冷たいと少しずつしか食べられなくなるので、ゆっくり吸収されるからです。

なお、果物の缶詰は、いうまでもなくシロップの糖分が多すぎるので、避けましょう。

また、果汁１００％のジュースなど、果物をジュースにしたものも、果糖が一気に体内に流れ込むことになり、血糖値を一気に上げてしまうので、できるだけ避けましょう。これは、野菜ジュースでも同じです。

市販の野菜ジュースもヘルシーなイメージがありますが、実はおいしく飲めるようミカンやリンゴなどの果糖をたくさん含んでいます。

そもそも、わざわざ野菜をジュースにして飲まなくてもいいと思いませんか？

食べ物は口に入れて、よく噛み、飲み込んで消化・吸収されるのが本来の正しいプロセスです。

腸内細菌は〝遺伝〟する⁉

消化・吸収の話が出てきたところで、「腸」の話をしなければなりません。どんなにバランスのとれた、栄養価の高い食事をとっても、腸の状態が悪ければ、吸収することはできません。

妊娠体質と腸は、一見すると関係なさそうに見えますが、腸はすべての健康の基本だといっても過言ではありません。腸を整えずして、健康は語れませんし、ましてや妊娠に至る可能性も低くなってしまうでしょう。

腸内には1000兆個、3万種類もの常在腸内共生菌が存在しています。腸の粘膜には、これらの腸内細菌がまるで花畑のように生息しています。このことから、腸内細菌叢《そう》は腸内フローラと呼ばれているのです。

実は、腸の粘膜にどんな腸内細菌が生着するかは、すでに生まれたときからはじまっていて、腸内フローラの組成は1歳までには決まっているといわれ、基本的に一生変わることはありません。なぜなら、産道を通って生まれてくるときに、赤ちゃんは母親の腸内細菌を受け継いで生まれてくるからです。

おなかにいるときの赤ちゃんの腸内は、無菌状態です。それが母親の産道を通るとき、赤ちゃんが産道の細菌を飲み込むことで、母親の腸内細菌が移行するのです。

腸内細菌のバランスの悪いまま妊娠してしまえば、赤ちゃんにも影響を与えてしまうことになります。ですから、妊娠する前から腸内細菌のバランスを整えておくことがとても大切です。

では、もし腸内細菌の状態が悪い母親の元に生まれてしまった場合はどうすればいいのでしょうか。腸内フローラの組成は一生変わることはないといいましたが、今さら何をしても遅いのかというと、そんなことはありません。

腸内細菌には、乳酸菌などの善玉菌や、大腸菌などの悪玉菌、そして善玉菌か悪玉菌の、数の多い方に加担する日和見菌《ひよりみ》がいます。腸内細菌の多くは、この「どっちつかず」の日和見菌で、いかにそのバランスを善玉菌に傾けるかによって、腸内環境が変わってきます。

つまり、生まれつき母親から受け継いだ腸内細菌の種類は変えることができませんが、そのバランスは変えることができます。しかも、このバランスは、常に変化しているのです。

腸内細菌のバランスを整えるには、食生活の改善が欠かせません。

腸内環境が悪い人の食生活を見てみると、たんぱく質を避け、パンなどの糖質に傾いた食生活を送っています。たとえば朝はパンだけ、果物だけ。あるいはスムージーだけ。もっとひどい場合は朝食抜きの人もいます。朝食を抜いて空腹の時間が長くなれば、次に昼食をとったときに、血糖値が一気に上昇してしまいます。

また、甘いものが止められない人が多いのも特徴です。

腸内環境を整えるには、よくいわれているように、食物繊維たっぷりの食材をとることが大切です。便秘気味の人は、海藻類などの水溶性の食物繊維をとるといいでしょう。

それに加えて、昔ながらの日本の発酵食品も積極的に食べましょう。昔ながらの発酵食品とは、たとえば漬物、納豆、しょうゆ、みそなどです。

一方、食物繊維や発酵食品で善玉腸内細菌を「増やす」ことも大切ですが、同時に善玉腸内細菌を「減らさない」ことも大切です。

善玉腸内細菌を減らさないことは、ある意味「増やす」ことよりも大変かもしれません。なぜなら、現代人の食生活の多くを占めている加工食品を食べるだけで、善玉の腸内細菌を殺してしまうことがあるからです。加工食品の多くに含まれている食品添加物のなかには、善玉腸内細菌を減らしてしまうものも少なくありません。

また、感染症の治療などで処方される抗生物質もまた、腸内善玉菌を殺してしまう原因になっています。抗生物質を服用したあと、下痢を起こしてしまった人はいませんか。これは、抗生物質によって、腸内善玉菌が殺菌されてしまうから。抗生物質によって、腸内環境が乱れ、免疫力まで落ちてしまったら本末転倒です。腸内環境を整えるためにも、なるべく抗生物質をとりたくないところです。

もちろん、抗生物質が有効な場合も多くありますから、自己判断で服用を中止しないでください。病気の際、抗生物質をとるべきかどうか相談できるようなかかりつけ医がいるといいですね。

体にいい油、悪い油の見極め方

ここまで読んできた方には、もう「油(脂質)=肥満の元、体にとってよくないもの」という考えはないでしょう。

脂質の主成分は脂肪酸です。脂肪酸は大きく分けて飽和脂肪酸と不飽和脂肪酸に分かれます。さらに不飽和脂肪酸は一価不飽和脂肪酸と多価不飽和脂肪酸に分かれます。体内には20種類くらいの脂肪酸があり、食べ物からもつくられていますし、体のなかでもつくられています。

とはいえ、すべての油がOK、というわけではありません。

油には、体にいい油と悪い油があります。

悪い油の代表といえるのが、トランス脂肪酸です。老化やがん、心臓病などのリスクが指摘されていて、欧米では規制がはじまっている脂質ですが、日本ではまだ何の規制もおこなわれていません。

トランス脂肪酸は、マーガリンやドレッシング、お菓子やパン、ファストフードなどに使われているショートニング、アイスクリームやポテトチップスなどの加工食品に多く使われています。アメリカでは、トランス脂肪酸が排卵障害をはじめ、受精、胚の発達の障害になるという報告もあります。これらの食品は、健康のためにも、もちろん妊娠のためにも、とらないことが望ましいでしょう。

トランス脂肪酸とともに避けてほしいのが揚げ物の油です。

ただ、揚げ物をまったくとらないようにするのは現実的ではありません。ですから、こ

脂肪酸の種類

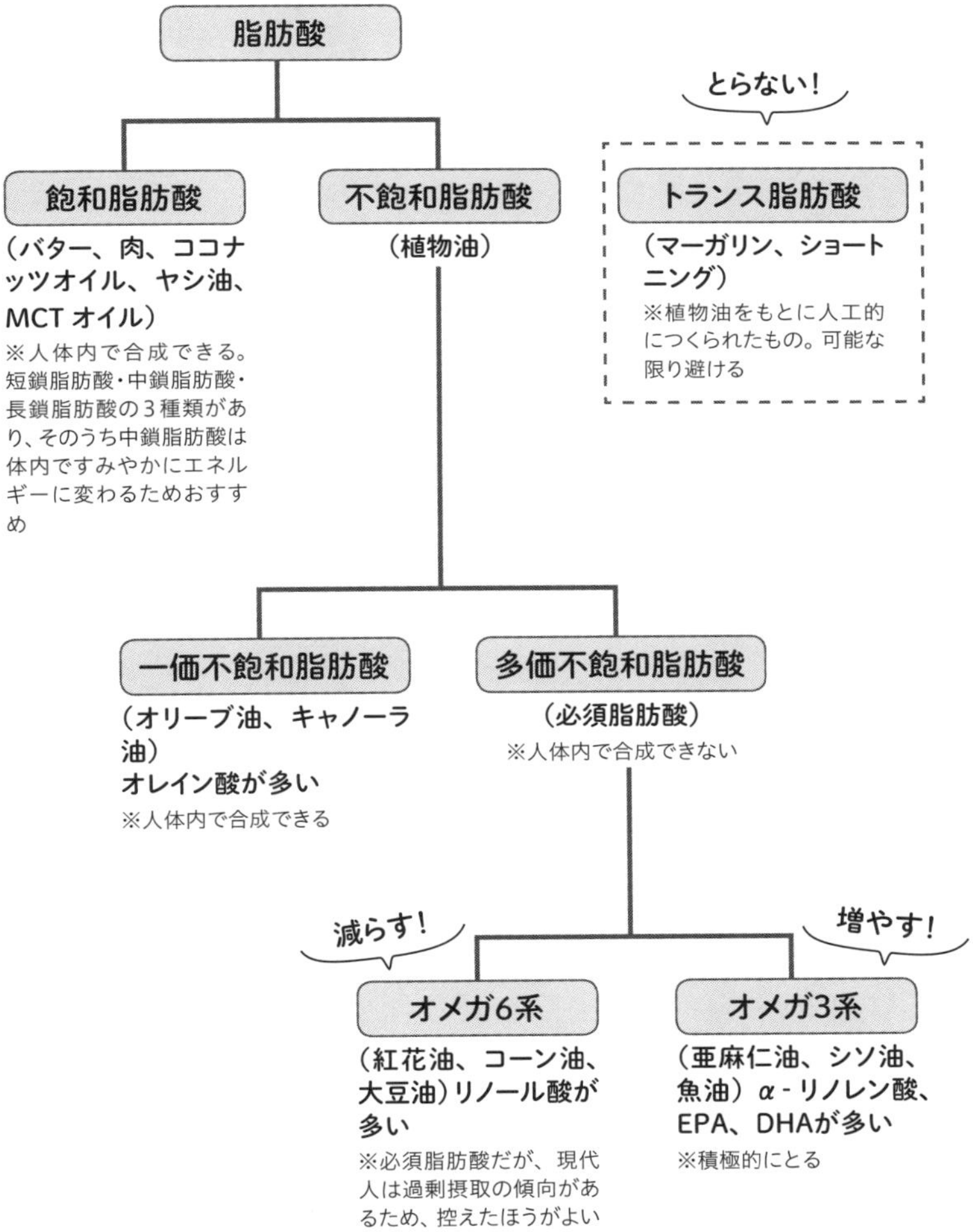
脂肪酸
飽和脂肪酸
（バター、肉、ココナッツオイル、ヤシ油、MCT オイル）
※人体内で合成できる。短鎖脂肪酸・中鎖脂肪酸・長鎖脂肪酸の3種類があり、そのうち中鎖脂肪酸は体内ですみやかにエネルギーに変わるためおすすめ
不飽和脂肪酸
（植物油）
とらない！
トランス脂肪酸
（マーガリン、ショートニング）
※植物油をもとに人工的につくられたもの。可能な限り避ける
一価不飽和脂肪酸
（オリーブ油、キャノーラ油）
オレイン酸が多い
※人体内で合成できる
多価不飽和脂肪酸
（必須脂肪酸）
※人体内で合成できない
減らす！
オメガ6系
（紅花油、コーン油、大豆油）リノール酸が多い
※必須脂肪酸だが、現代人は過剰摂取の傾向があるため、控えたほうがよい
増やす！
オメガ3系
（亜麻仁油、シソ油、魚油）α-リノレン酸、EPA、DHAが多い
※積極的にとる

れだけは守ってください。それは「揚げてから時間が経ったものは食べない」こと。

なぜなら、時間が経って酸化した油は、「過酸化脂質」という物質に変化し、体内の酸化（老化）を促進してしまうからです。体内が酸化するということは、卵子の酸化にもつながります。

飲食店で揚げ物を食べる人も多いと思いますが、飲食店では、油が空気に触れている時間が長いため、より酸化が進んでいる可能性が高いのです。もし揚げ物を食べるなら、家庭で新鮮な油を使い、揚げたてをすぐに食べるようにしましょう。

脂肪酸のなかでも不飽和脂肪酸に含まれるオレイン酸は酸化しにくく、料理に使いやすいでしょう。オレイン酸の代表はオリーブオイルです。家庭で加熱用に使うなら、オリーブオイルがおすすめです。

また、紅花油、コーン油、ヒマワリ油、綿実油、ゴマ油など、私たちが調理によく使う植物系の油はオメガ6系と呼ばれるもので、リノール酸が多く含まれています。オメガ6自体は悪いわけではありませんが、問題なのはその摂取量。現代人の食生活では、どうしてもオメガ6をとりすぎてしまう傾向があるのです。

一方、積極的にとってほしいのは、オメガ3系と呼ばれる脂肪酸のほう。亜麻仁《あまに》油、エゴマ油、魚油（EPAやDHA）、シソ油などがそうで、α－リノレン酸が多く含まれています。

オメガ3は、私たちの食生活では、圧倒的に摂取量が少なくなっています。大切なのは、オメガ6とオメガ3のバランスです。普通の食生活をしていれば、オメガ6は十分に摂取できているので、オメガ3を意識的にとるようにしましょう。

ストレスも栄養不足の原因のひとつ

ストレスは栄養不足を招きます。ストレスがあると、それだけ栄養素が使われてしまうのです。

「それが妊娠に何か影響するの？」と思われるかもしれませんが、不妊治療をお休みした途端に妊娠した、という話を聞いたことがありませんか。実際、私（定）の勤務するクリニックでも、よくある話です。

これも、ストレスから解放されたことが、妊娠に結びついた大きな原因のひとつだと思います。不妊治療が長引けば長引くほど、どうしても治療自体がストレスになってしまうことは否めません。

なかでも妊娠に関与する性ホルモンは、ほかのホルモンの影響を受けやすいものです。たとえば過度なダイエットで生理が止まってしまうことがありますが、これも、性ホルモンよりも命を優先した結果です。どうしても、生死に関わることの少ない性ホルモンは、後回しにされてしまうのです。

ストレスを感じると、それに対抗するために副腎皮質ホルモン（コルチゾール）が分泌されます。ストレスから身を守ることは、私たちが生きていくうえでまず優先されることです。つまりストレスに必死で対処しているあいだは、「妊娠」は優先されにくいのです。

ストレスが高ければ高いほど、盛んにコルチゾールが分泌されますが、その対処の過程で、さまざまな栄養素も消耗されています。その代表的な栄養素が、ビタミンCとビタミンB群です。

第2章で、ストレス予防におすすめの栄養素として、「ビタミンC」を紹介しました。ビタミンCは、ストレスで消耗してしまう栄養素の代表です。

ストレスといっても、精神的なダメージによることだけでなく、たとえば暑い、寒いといった気温の変化や、風邪をひくなどちょっとした体の不調、アルコールを摂取することや喫煙、甘いものの食べすぎ、過度の運動などもすべてストレスになります。このストレスに対抗するビタミンCの重要な働きが抗酸化作用です。

ストレスを受けると、私たちの体には活性酸素が発生します、体内で活性酸素が増えれば細胞の老化が促進され、「酸化（サビ）」が起こります。細胞が酸化し、傷つけば老化は促進され、妊娠を遠ざけるばかりか病気の引き金にもなってしまいます。この活性酸素に対抗してくれるのが、ビタミンCの持っている抗酸化作用です。

人間は体内でビタミンCを合成することができません。ですから食事などから積極的に摂取しなければなりません。

そしてストレスによって消耗されてしまうもうひとつの栄養素がビタミンB群。

ビタミンB群は、体内で糖質をエネルギーに変えたり、アルコールを分解したりする「代謝ビタミン」として働いています。

不足すると、疲れやすい、イライラする、集中力が続かないといった症状が出てきます。代謝ビタミンであるだけに、とても消費されやすい栄養素で、多くの人が不足しているといっていいでしょう。

ビタミンB群は脳の働きともかかわっているため、仕事でパソコンを使うなど、頭脳労働をしている人は、それ自体がストレスになり、ビタミンB群が大量に消費されてしまいます。日常的にデスクワークをしている人、パソコン作業をしている人、集中力を要する仕事をしている人は、圧倒的に不足してしまうのです。

ビタミンB群は、甘いものの食べすぎや過食、アルコールの摂取でも大量に消費されてしまいます。よくアルコールを飲みすぎたあとや二日酔いで頭痛を感じる人がいますが、この頭痛の理由は、大量に消費されてしまったビタミンB群の不足が原因です。

ビタミンB群は動物性食品に多く含まれています。ですから、肉や魚をあまり食べない人は、さらにビタミンB群不足を招いてしまうので、意識してとるようにしてみてください。

がんばりすぎないことも大切

ここまで、妊娠するための食べ方について、いろいろな角度からお話ししてきました。

最後にお伝えしたいのは、まったく矛盾するようですが、なんでも完璧にしようと真面目に実践しすぎないことです。

あえてこのようなことをいうのは、不妊に悩み、妊娠したい思いが強い方ほど、神経質ともいえるほど、非常に真面目に取り組んでいらっしゃる印象を受けるからです。栄養アドバイスや食事指導を守って、熱心に食事日記をつけてきてくださる方もいます。何カ月ものあいだ、朝昼晩、何を食べたかを丁寧に記入してあるのです。

もちろん、一生懸命取り組んでくださっているのはすばらしいことです。でも、かえって自分自身を追いつめてしまい、妊娠を遠ざけてしまうことになるのでは、と危惧《きぐ》してしまうのです。

前項でストレスと妊娠が深くかかわっていると書いたのも、不妊治療をがんばっている女性の感じているストレスを間近で見てきたからかもしれません。

大切なのは、完璧な食事をすることではなく、あくまでも「妊娠すること」ですよね。もちろんアルコールを控え、タバコはやめるなど、絶対に守ってほしいことはありますが、カフェインを一切とらない、お菓子はまったく食べないなど、ストイックになりすぎるのはよくありません。

また、不妊治療をはじめた途端、安静が大切だと思って運動をやめてしまう人もいます。妊娠のために、ストイックに運動をするのは逆効果であることはお話ししてきた通りですが、だからといって今まで楽しんでいた運動をやめる必要は一切ありません。

妊娠したい思いが強いほど、あせりも出てきますし、真剣になってしまう気持ちはよくわかります。でも、ゆったりとした気持ちを忘れないでいてほしいと強く願っているのです。

第4章

「卵子の老化」に負けないヒント

知っておきたい女性の不調と不妊治療のこと ―― 古賀文敏

妊娠可能な年齢はいくつまで？

妊娠を望んでいる人で、とくに30代以降の女性がいちばん気になるのが「卵子の老化」ではないでしょうか。

2012年にテレビ番組で紹介されたのを機に多くの方に知られるようになりましたが、実は新情報というわけではなく、もともと医療関係者のあいだでは認知されていました。ただ、当時は40歳を過ぎての妊活が雑誌に特集されたりしていたため、多くの女性がショックを受け、「今頃そんなことを知らされても遅すぎる！」と苦情が殺到したそうです。

もともとヒトは、一般の動物と比べてなかなか妊娠しにくい種で、20歳代のカップルでも1周期当たり25％程度しかありません。40歳ぐらいになると10％以下になります。

では、45歳を超えると自然妊娠できないかというと、そんなことはなく、明治時代などは50歳くらいで妊娠・出産したケースもあります。その理由のひとつは、そもそも多産であったこと。1回妊娠すると子宮動脈が太くなります。そのため血流がよくなり、子宮や卵巣の若さが保てたのではないかと考えられます。

今は晩婚化傾向で、高齢初産が増えています。そのため、年齢によっては自然妊娠を待つよりも不妊治療をすすめられることがあります。ただし、不妊治療というのは、卵子と精子をめぐり会わせる力しかありません。そういった意味でも、自分の体の妊娠体質を高めておくことは、非常に大切だと私は思っています。

卵子の〝数〟と〝質〟は別もの

卵巣のなかには、たくさんの原始卵胞が排卵を起こすまで眠っています。原始卵胞は生まれる前（お母さんのおなかのなかにいる頃）に７００万個あり、生まれる頃に２００万個、思春期には40万個程度に減少し、閉経の頃には１０００個ほどになるといわれています。

卵巣には、生まれる前につくられた卵子が保存されているだけで、新たにつくられることはありません。これが日々新しい細胞に生まれ変わる体細胞と違うところです。つまり、卵子は女性と一緒に年をとっているということです。

ただし、卵巣の状態は、年齢だけでなくストレスや体調など、さまざまな影響によって変わってきます。それを知るひとつの指標となるのが、この本のなかで何度か登場したAMHです。臨床に応用されてまだ10年ぐらいの検査ですが、それまでは卵巣の機能がかなり低下してきてからはじめて上昇する「FSH（卵胞刺激ホルモン）」しかなく、途中の変化を評価するには難しい側面がありました。

ただ私たち生殖医療専門の医師は、毎日患者さんの骨盤内を超音波検査で見ていくなかで、卵巣の大きさ、卵胞の数を見ていましたので、無意識にこのAMHの推移のように卵巣予備能を判断していました。

ただこれを客観的に来院の患者さんに説明するのは難しかったのです。自分の卵巣の状態を知らされるというのは、妊娠を望む女性にとってはある意味ショックだと思います。

結婚して2年めぐらいで35歳ぐらいの方が「すぐ体外受精をしたほうがいい」といわれたら、もうその病院には行きたくないでしょう。でもそこで治療をやめて、漢方やヨガなど健康づくりに走って、もしくは栄養に気をつけるといいながらも間違った食べ方をしてしまい、2、3年後に病院にやってきたときにはほとんど閉経状態に近くなっていることも少なくありませんでした。

妊娠のチャンスを活かすためにも、自分の卵巣の状態を知ることは、とても大切だと思います。

168ページの上のグラフは、日本人不妊治療患者における年齢別AMH分布を示します。同じ年齢でもかなりばらつきがあり、年齢が上がると徐々に低くなっていきます。ただこの検査は、あくまで卵子の〝数〟の目安であり、卵子の〝質〟の目安ではありません。

たとえば生殖補助医療のときに、卵子を何個ぐらい採卵できるかのよい指標にはなりますが、どれぐらいの質のものかは判断できません。この検査を受けると、自分のAMHが平均値より下回っていると自信をなくされる患者さんも多いのですが、あまり落ち込まないようにしてください。日本人の不妊患者さんには、卵子が多くて排卵しにくい多嚢胞性卵巣症候群（PCOS）の方が多いことも関係しているのではないかと思います。

168ページの下のグラフは、アメリカにおける不妊患者の変化です。アメリカでは日本人に比べて卵子が少ないということは考えにくいですから、AMHが低かったとき、このアメリカの不妊治療の表で自分の場所を確認すると、少し安心されるのではないでしょうか。

日本人不妊治療患者における年齢別 AMH 値分布

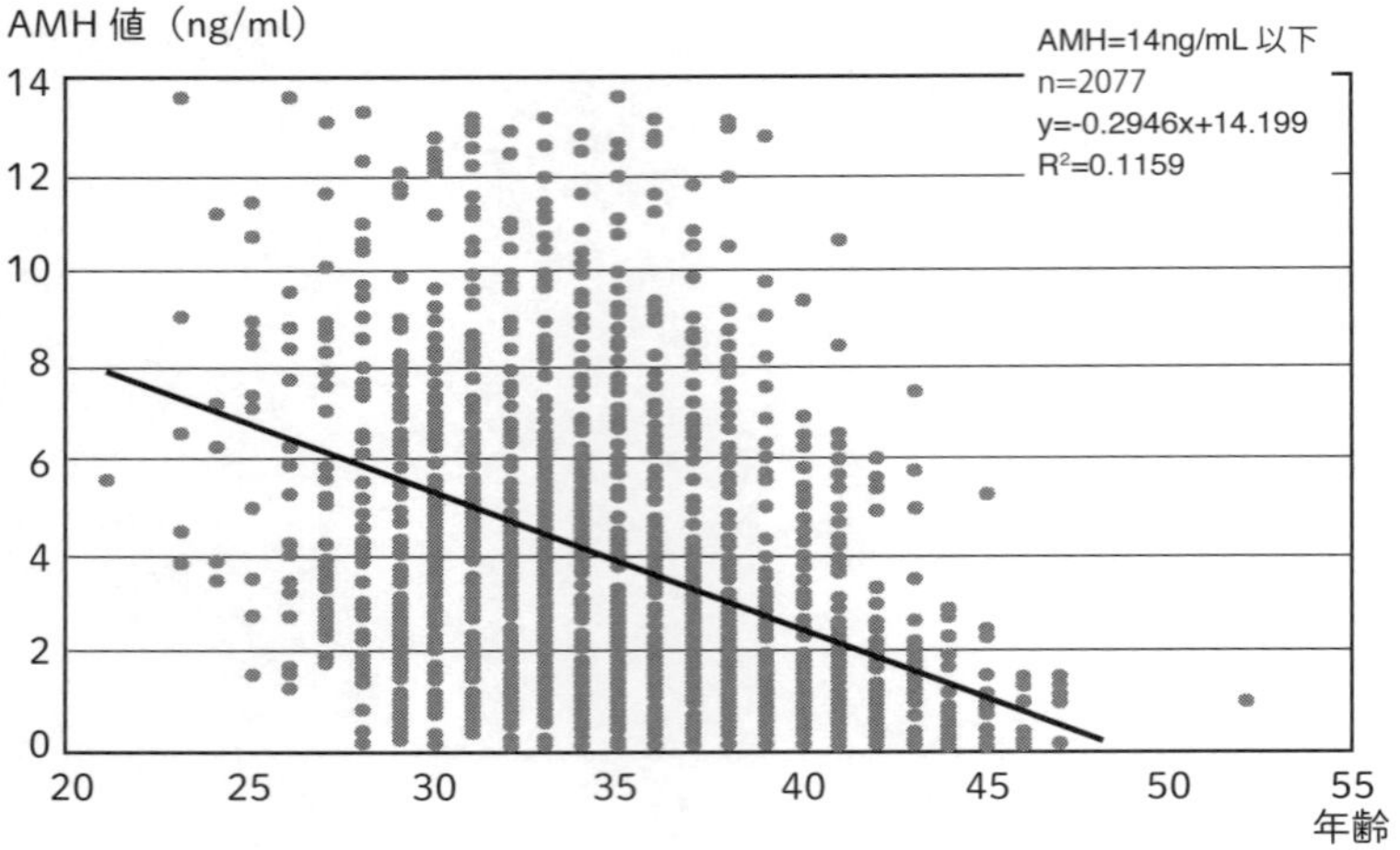

アメリカにおける不妊患者の AMH 値の変化

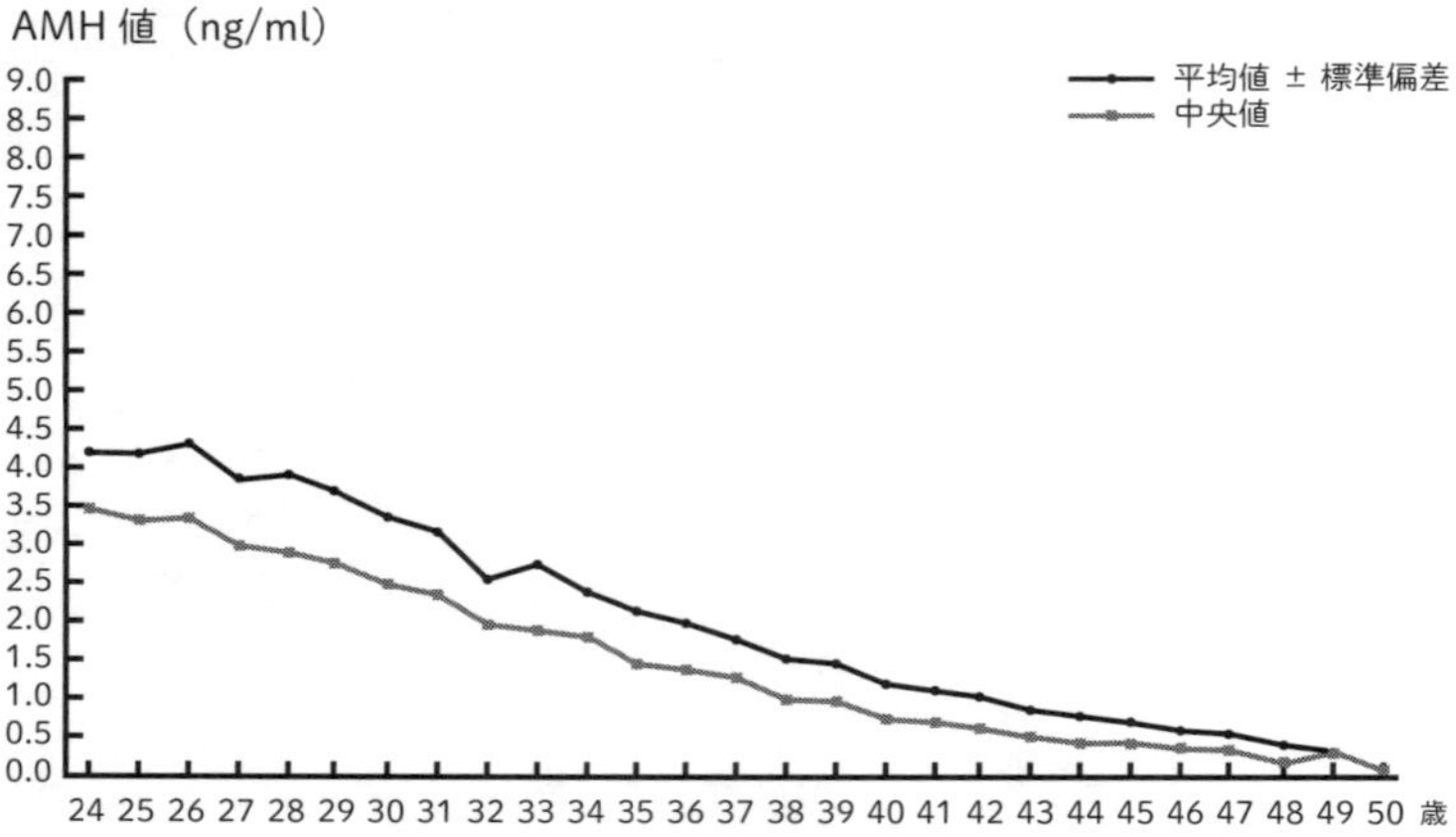

妊娠体質をつくる10の習慣

妊娠体質をつくるには栄養セラピーが効果的ですが、私がこれまで多くの女性の妊娠をサポートしてくるなかで考えた、妊娠体質をつくる習慣についてまとめてみました。

食べ方や栄養素の話については、これまでと重なる部分もありますが、おさらいとして確認していただければと思います。

❶たんぱく質を積極的にとる

卵、お肉などのたんぱく質を十分とってください。一日50g以上、牛肉350g程度になります。なかなか毎日食べきれませんよね。また、食いだめができないので、プロテインやアミノ酸などのサプリメントを上手に使うことも必要です。1食20gを目標に、卵は一日2個とっても大丈夫です。

❷脂肪をエネルギー源として活用する

なるべく脂肪が燃える体、ケトン体がエネルギー源になるように、朝はMCTオイルを入れたバターコーヒーとたんぱく質のみにして、昼ご飯まで糖質をとらないようにします。夜中から糖質をとらない時間が10時間ぐらいになるプチ断食をおこなうことで、脂肪が燃焼しやすく、ケトン体が出やすくなります。午前中頭がすっきりしていることに気がつくはずです。

❸小麦製品（グルテン）は控えめに

最近、小麦などの穀物に多く含まれる「グルテン」というたんぱく質を除去する「グルテンフリー食」が注目されています。グルテンはパン、パスタ、ピザ、ラーメン、うどん、ケーキ、クッキーなどに含まれています。こうした食べ物は極力控えましょう。グルテン過敏症は、欧米で多いセリアック病に限ったものでなく、日本人を含めて実に多くの方に炎症をもたらしています。そしてこのグルテンの常習性は、麻薬と同じように強いといわれており、意識して遠ざけないといけません。

特別なとき、お祝いに最後のデザートとしてはあるかもしれませんが、日常にしてはいけません。グルテンは肥満、たびたび薬が必要な頭痛、花粉症や炎症性腸疾患など、原因不明とされている疾患にかかわっているといわれています。

❹血糖値を上げすぎない食べ方をする

体の老化をもたらす終末糖化産物AGEを出さないために、血糖が140㎎／dℓ以上に上がらないような食事にするのが効果的です。先にサラダを食べ、GIの低い食事にします。必然的に低糖質の食事を選ぶことになります。現在の日本人は一日200gほど糖質をとっていますが、60g程度、せめて100gほどにしましょう。

ただし、糖質制限をまじめに考えすぎて、くれぐれもカロリーを減らしすぎないようにしましょう。全体の栄養不足はもっと悪いです！

栄養セラピー全体のバランスを考えずに糖質制限のみおこなうと、総摂取カロリーが低下してしまいがちです。今回私たちが研究してわかったように、総コレステロールが高いほど、卵巣予備能AMHは上昇します。また脂肪が燃焼してできたケトン体が卵胞や卵管からも検出されたように、妊娠のためには脂肪は必須です。前にも述べましたが、現代の女性は、そういう観点から見るとやせすぎだと思います。

❺果物は健康食品ではなく嗜好品

「フルーツでもっとキレイに」は幻想です。たしかに自然の恵みを受けたフルーツはおいしいのですが、フルーツの果糖は急激に血糖を上げます。日常的に取り入れることは控えるようおすすめします。

とくにフルーツジュースは禁物です。あくまで結婚式や妊娠したときのごほうびと思って、メインの食事をとったあとに少し嗜《たしな》んでください。

❻栄養はよく噛んで食べてはじめて吸収される

食事はよく噛んで、ゆっくりとってください。必要な栄養をとっても本当は吸収が大事です。そのためによく噛むこと。そして消化管のはじまりの口腔内ケアを定期的におこなってください。

また、胃のピロリ菌は、自らの栄養の吸収の妨げになるばかりか、これから生まれてくるお子さんにも移行します。妊娠前にぜひ検査を受け、見つかった方は除菌するようにしてください。

❼腸の健康も大切

お通じは、毎日1回はくるようにしてください。腸内細菌は、最近注目されている分野です。リーキーガット症候群といわれる、腸に炎症が起こる状態を避けるために、まずグルテンを避けます。そして腸の働きがスムーズになるように、副交感神経を優位にするリラックスした生活を心がけてください。

❽適度な運動は妊活に必要

運動を上手に取り入れてください。週に1度か2度の筋トレで筋肉を増大させ、有酸素運動を日常に取り入れてください。たとえばダイエットジムのライザップでおこなっているのは、50分の筋トレを週にたった2回です。

ただし、日常の栄養摂取がうまくいっていないときは、スポーツクラブで運動だけがんばっても効果が出ません。運動と並行して、たんぱく質の多い食事をとるようにしてください。

❾感謝する心を忘れない

いい運気がくるような生活を心がけてください。私は、毎日診療がはじまる前に院長室においている神棚の榊《さかき》を入れている水を替え、ぬめりをとり、祈っています。何か自信がなくなったときでも、こうした行いが自分を勇気づけてくれます。

体外受精でうまくいかなかったとき、生理が来てしまったとき、悲しいときこそ、寄り添われているご主人のことを考えてください。そして自分のことで精一杯だったことで、最近ご主人の仕事の話を聞いていなかったなぁと気づかれるかもしれません。

❿信頼できるサプリメントをとる

現代の食事で必要な栄養をとりにくい場合は、積極的にサプリメントを取り入れるといいでしょう。抗酸化作用を持ったビタミンCやビタミンEを積極的にとることもいいと思います。

ただし、専門家の私たちから見たら、とらない方がいいものも多くあります。基本的にきちんとしたサプリメントは高価格ですが、成分表だけ見ても多くの方は判断できないので、信頼ある会社から購入するのがいいと思います。

妊娠するのに効果的なタイミング

妊娠体質をつくったうえで知っておきたいのが、妊娠率を上げるタイミングです。

女性の膣内に放出された精子は、4～5時間で受精能力を獲得し、子宮頸管《けいかん》や卵管内に貯蔵された状態で生き続け、受精能力を72時間以上保つといわれています。

一方、卵子は精子に比べて老化の進行が早く、受精可能期間は排卵後12～24時間と推定されています。

コロンビア・バーレ大学のゲレロとロジャスらは、妊娠女性965人について妊娠に至った性交日を調べ、性交日と流産率の関係を発表しています。彼らによると、排卵前3日から排卵後1日までの5日間に性交したときに、妊娠率が高く、流産率は低くなっています。

妊娠率は排卵日の前日に性交したときが最高で、排卵日の妊娠率はその前日の67％でした。また排卵前9日の性交でも妊娠が成立しているので、精子は女性体内で最長10日間受精能力を維持していると考えられます。

流産率に注目すると、排卵日3日以前の流産率の高さは、精子の老化が進行したためで、排卵後3日めの流産率の高さは、卵子の老化によるものと考えられています（177ページ上のグラフ）。

バレットとマーシャルの研究やウィルコックスの研究（177ページ下のグラフ）においても、排卵1、2日前の性交により妊娠率がもっとも高値となり、排卵日の性交では妊娠率が低下することがわかっています。

性交の回数が多いと精子濃度や運動率が低下することを心配される方が多いのですが、実際はあまり悪くなったりすることはありません。なるべく複数回の性交が効果大です。

今は基礎体温や排卵検査薬などで排卵日を予測することが可能です。まとめると、排卵日前（できれば2日前と前日）と排卵日に、複数回の性交渉を持つことが妊娠率を高めるということになります。

人工授精、体外受精への切り替えどき

前項で述べたのは、いわゆる「タイミング法」というものです。タイミング法を半年か

妊娠女性の性交日別分布と流産率

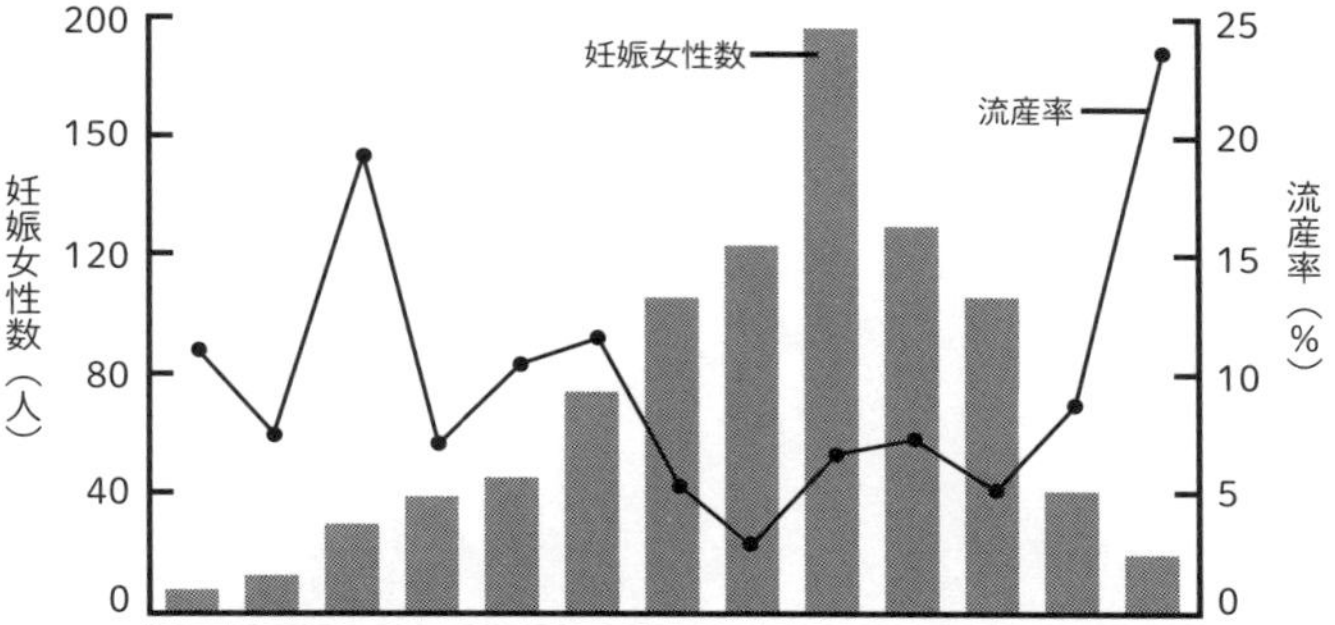

性交日（0 日が排卵日）	-9	-8	-7	-6	-5	-4	-3	-2	-1	0	1	2	3
妊娠女性数（人）	9	14	31	41	47	76	108	126	200	134	110	44	25
流産女性数（人）	1	1	6	3	5	9	6	4	14	10	6	4	6
流産率（%）	11.1	7.1	19.3	7.3	10.6	11.8	5.5	3.2	7.0	7.5	5.5	9.1	24.0

推定排卵日と妊娠率

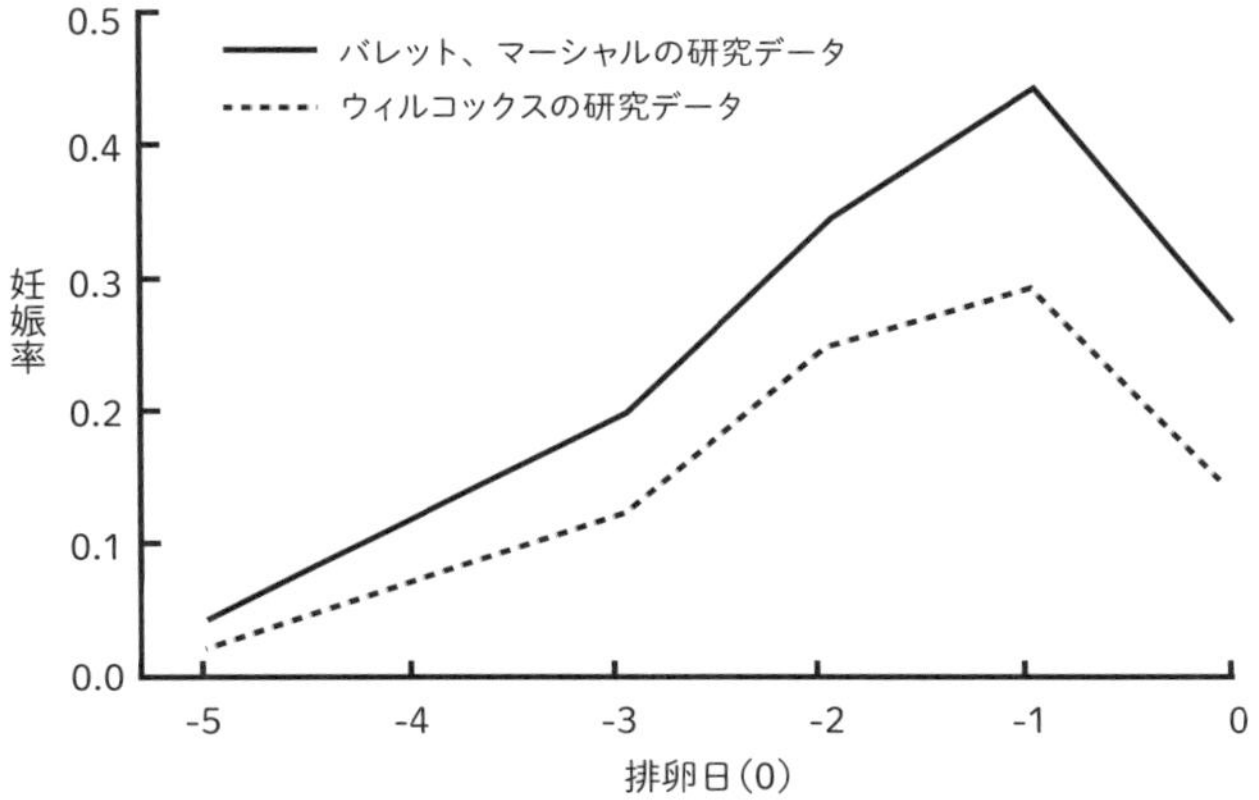

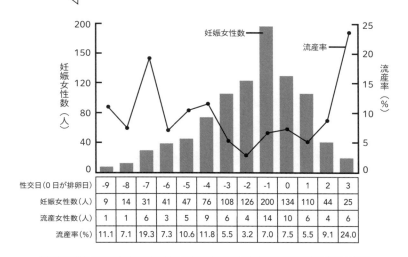

ら1年続けても妊娠しない場合、次に選択する方法は人工授精です。

ご主人に採精してもらい、その精液を洗浄・調整して、良好な精子を細くやわらかいチューブを使って子宮内腔まで入れていきます。調整した精子の寿命は短いので、なるべく排卵に合わせておこないます。排卵1、2日前に妊娠率が高くなることを思い出してください。人工授精は排卵に合わせてきますので、最適な日が違います。

ただヒトの人工授精の確率は高くありません。家畜の分野で牛の人工授精が昔より確率が下がったといわれていますが、今は50%。それに対してヒトの人工授精の妊娠率は約8%程度しかありません。牛より排卵日の同定は確実にできているはずですから、あまりよい方法とはいえません。卵管が問題なく、精子もあまり悪くない方が適応です。妊娠に至る方の多くは、4～5回以内の人工授精で成功しますが、40歳以上では3回ぐらいから横ばいになってきます。うまくいかない場合は早めのステップアップをおすすめします。

現代の不妊治療のメインになっているのが、体外受精や顕微授精といわれる生殖補助医療（ＡＲＴ）です。排卵誘発剤を使って多くの成熟した卵子を経腟的に採取し、培養室で精子と一緒にして受精させます。顕微授精は、採卵までは体外受精と同じで、取り出した卵子に、細い針を使って精子を顕微鏡下に注入する方法です。

日本では、生まれてくる赤ちゃんの22人に1人がこの生殖補助医療を利用されて生まれてきています。以前は、試験管ベビーといわれて、治療を受けられる方も隠れて通われていたこともありますが、地方自治体が助成金を補助するようになった頃から、安全で効果的な方法であることの認識が広まりつつあります。

38歳頃から妊娠率が下がってきます。採卵できる卵子の数が減っていく以外に、胚の染色体異常（後述します）の比率が高まることも原因と考えられています。必要な方は回り道せず、早めに受けたほうがいいでしょう。

30代後半になると女性は体外受精を受けることも視野に入れられますが、男性はなぜか自然に近い方法にこだわり、ステップアップに進めないカップルも多いものです。男性の場合、50歳を過ぎても妊娠に必要な精子が確保できることもあるかもしれません。

一般に不妊治療は2人でおこなうものとされており、自分の気持ちとご主人の気持ちに温度差があることがひとつの悩みになります。でもやっぱり男性と女性は違う個体で、妊娠は女性しかできないかけがえのないものなのです。

「女性は神」

これはイタリアでは常識です。女性が主導して、男性はさりげなく選択肢を差し出すのが役目だとか。妊娠について決めることができるのも女性です。まずは自らが自分の内なる声に耳を傾け、本当の気持ちを感じ取ってから、ご主人に伝えるのが理想的だと思います。

流産について知っておきたいこと

流産の多くは、胚の染色体異常です。胚の染色体異常と聞くとびっくりされるかもしれませんが、一般的にはご夫婦の染色体の問題ではありません。生物学的には、膨大な遺伝情報を過不足なく両親から引き継ぐことが非常に難しく、どちらかといえば染色体異常が普通です。新生児の染色体異常が1％以下ですので、妊娠に至らないか、途中で流産することで淘汰を受けていることになります。

そのため私のクリニックでは、不妊治療してやっと授かった方や何度も流産を繰り返した方が再び流産になってしまった場合、流産した胎児の染色体検査をすすめています。すると8割程度に染色体異常が見られます。これは高齢の方に限りません。

流産を繰り返す場合の原因検索においても、一般の施設では染色体の検査をおこなうことが少ないために、習慣流産の分析でも約50％が原因不明とされます。でも、胎児の染色体検査をおこなうと染色体異常を繰り返すことが案外多く、原因不明は約25％に減少します。

海外では、体外受精のときに胚の一部分の染色体を調べて、数が異常なかったときのみ移植する、着床前スクリーニングが一般的になりつつあります。その方法によると採卵して5日めに胚盤胞に至った場合、37歳ぐらいまでは染色体正常が約6割以上ですが、42歳になると正常は3割以下になります。

胚盤胞到達率や受精率などを考慮に入れると、染色体正常胚を1つ獲得するためには、30歳代前半で10個程度、40歳で15個、43歳21個、45歳42個と算出されています（英ウィメンズクリニック苔口昭次先生調べ）。

年齢別・正常核型を持つ胚盤胞の割合

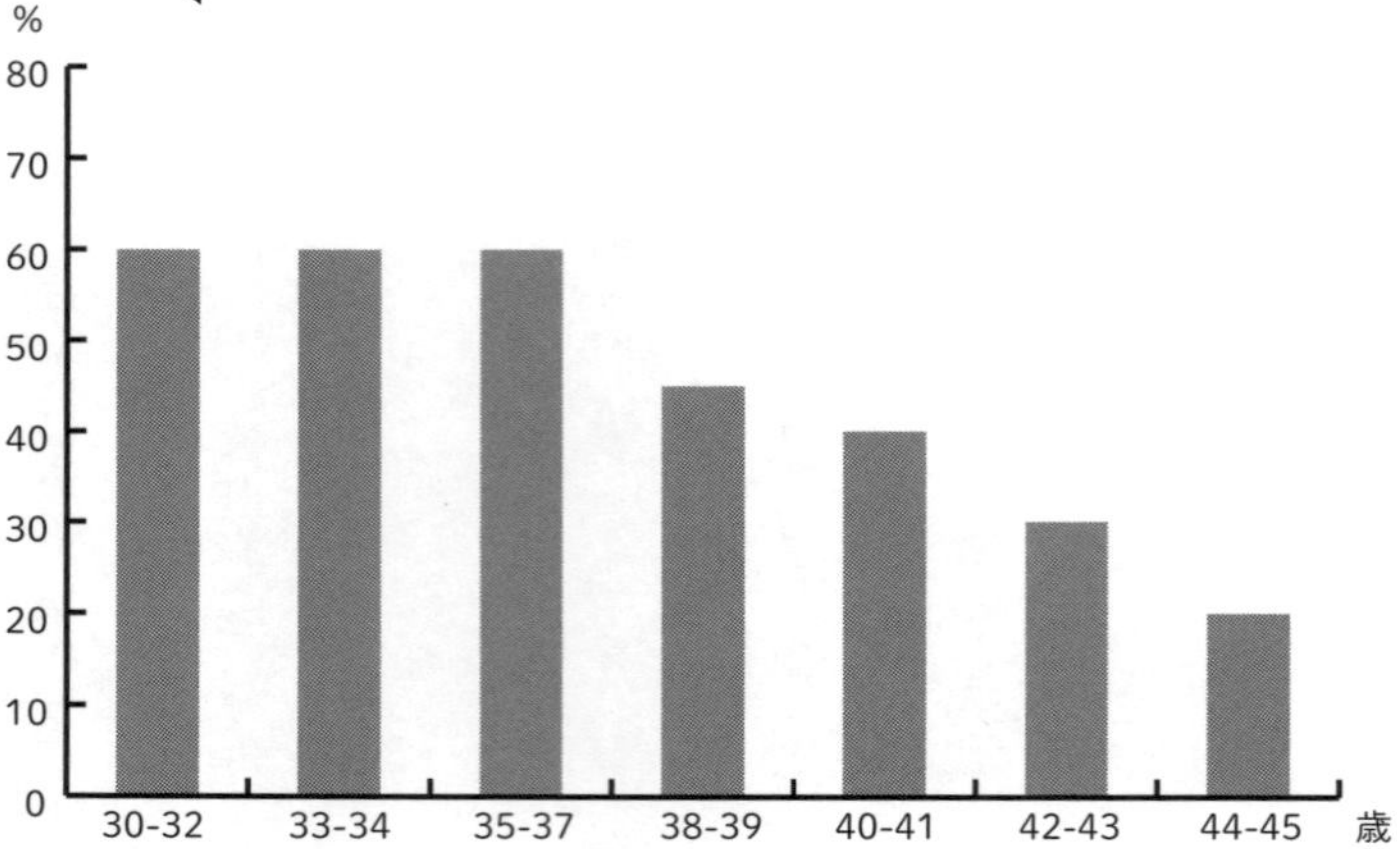

着床前スクリーニングから推定した必要卵数

臨床妊娠に必要な推定卵数

	胚盤胞正常率(%)	着床率(%)	MII 率(%)	受精率(%)	分割率(%)	胚盤胞発生率(%)	必要卵数
30-32 歳	60	65	75	90	90	55	**7.7**
33-34 歳	60	65	75	90	90	50	**8.4**
35-37 歳	60	65	75	90	90	45	**9.4**
38-39 歳	45	65	75	90	90	45	**12.5**
40-41 歳	40	65	75	90	90	40	**15.8**
42-43 歳	30	65	75	90	90	40	**21.1**
44-45 歳	20	65	75	90	90	30	**42.2**

（英ウィメンズクリニック・苔口昭次先生調べ）

赤ちゃんへの不安をなくす出生前診断

日本では、全出生の3~4%に何らかの異常(先天異常)を持つ赤ちゃんが誕生しています。先天異常には心臓の形態異常(先天性心疾患)や口唇口蓋裂、神経管閉鎖不全などがありますが、先天異常の4分の1が染色体異常といわれています。

染色体異常は、妊娠する女性の年齢が上がるにつれてリスクが増加します。生殖補助医療で妊娠した場合でも、統計的には自然妊娠とリスクは変わらないとわかっていても、胎児への不安はなかなか消えません。

胎児診断(出生前診断)とは、胎児に何らかの問題がないかを判定する検査・診断のことで、欧米では一般に普及が進んでいますが、日本では普段の妊婦健診で先天異常を診断するプログラムを準備している施設はあまりありません。私のクリニックでは、新しい命を授かった妊婦さんの不安や心配な気持ちをしっかりと受け止められるよう、胎児診断外来を提供しています。

胎児診断では、染色体異常を含めた先天異常を詳しく診断するために超音波検査や血清マーカー検査（コンバインド検査）、さらに絨毛検査・羊水検査という確定検査をおこないます。

こうした検査を受けるかどうかは、個人の価値観によるところが大きいと思います。妊娠が進んでいくなかで、時間的な制約もあるため、どうしたらいいか迷ったら、病院の遺伝カウンセリングなどを利用するのもひとつの方法です。

「妊娠する」と信じることからはじまる

私のクリニックの予約受け付けは2カ月に1度、午後2時から2時間のみです。以前はお電話いただいた方から順に予約を取っていたら、ついに2年先までになってしまった反省から、予約の方法を変更しました。

しかし予約受け付けの日は3回線の電話は鳴り続け、お友達の協力でもなかなか電話がつながらなかったとの声を聞きます。大変申し訳ないのですが、患者さんときちんと対話ができるよう、また高度な医療を責任を持ってできるよう、私が診療できる患者さんの数を限定した結果です。

人によっては1年以上かかってようやくつながったといわれることもありますが、初診のときに、皆さんすごくニコニコされながら受診されます。あとで妊娠に至ったときに、「妊娠したときより予約の電話がつながったときがうれしかった」との声をいただくこともあります。でも意外と予約のときから、妊娠への取り組みがはじまっているのかもしれません。

治療はドクターに任せられると安堵したことで、自分の生活やご主人に目を向けることができます。そういった安心感からでしょうか、今まで何度も体外受精をやってもうまくいかなかったのに、当院の通院待ちのあいだに自然妊娠されて、びっくりされてしまうことも1度や2度でありません。

私も今までの治療を振り返り、どういった方法がいいのかじっくり考えますが、ニコニコして受診される方は、私の言葉を謙虚に受け入れてくれます。一般的には妊娠が難しいと思われている方でも、「きっとこの方うまくいくな!」と思える瞬間でもあります。

不妊治療がうまくいかない場合、仕事をしながらの妊活によるストレス、両親からの干渉によるストレス、夫との不妊治療の温度差によるストレスなどいろいろ大変なことが多いと思います。ましてお子さんを望むための不妊治療施設に通うこともストレスに感じますよね。ただし、胚移植のあとに仕事や家庭でいやなことがあっても、妊娠の成績は変わらないので安心してください。

アメリカで最近話題になっている言葉があります。

「ＧＲＩＴ！（やり抜く力）」

人生の成功は、才能ではなく、情熱と粘り強さでやり抜くことが大事だとされています。妊娠に関しても同じです。条件が悪くても、ＡＭＨが低くても、子宮内膜が薄くても、継続できる力を持っている方が、最終的に妊娠・出産まで至ると、これまでの経験から感じています。

そしてこの「やり抜く力」を伸ばすには、メンターが重要とされます。私たちスタッフが皆さんの心のよりどころになれればと思いながら、日々治療をおこなっています。

田中角栄が好んだ言葉に、

「岩もあり木の根もあれどさらさらと、たださらさらと水の流るる」

というのがあります。何事にも固執することなく自然体で、それでいながら自分なりのしっかりした信念を持って、困難や障害があっても意とすることなく、淡々と清く生きていく、そんな意味だそうです。

これは、妊活にも通じるのではないでしょうか。

大事なことは目に見えない部分にある

『奇跡のリンゴ』（幻冬舎刊）という本をご存じでしょうか。

本を書いたのは、農薬も肥料も使わず、たわわにリンゴを実らせる、青森県弘前市の木村秋則さん。これまで、リンゴは農薬を使わず育てることが不可能だと思われており、奥様の病気のために取り組んだリンゴ栽培は、7年も収穫が得られませんでした。その困難な栽培で成功したポイントについて次のように語られています。

わたしは「大事なことは、目に見えるものや、地上に出ているものだけではないんだ」ということに気がつきました。地中には、表に出ている作物の、少なくとも2倍以上の長さの根が張っています。土のなかには2倍以上の世界があるのです。

目に見える地上部だけを見て右往左往し、必死になってりんご作りをしているとき、わたしにはそれがわかりませんでした。

しかし、土の大切さに気づいて気を配るようになってから、りんごの栽培はぐんぐんと前に進み始めました。

目に見えていることだけ見ていても、本当のこと、真実はわからないのです。それは無農薬・無肥料の自然栽培に限ったことではありません。人間もそうです。大事なことは、目に見えない部分にあります。(『すべては宇宙の采配』[東邦出版刊] より)

多くの女性が未来への不安から自信をなくし、孤立したあと、夫との関係にも迷いが出てしまう現実のなかで、私たちがすることは、やみくもに高度な不妊治療をおこなうだけではなく、本来持っている妊娠する力を引き出すことでした。

妊娠を望むとき、自分の生活を振り返り、日々の栄養に関心を持ってください。そして妊娠することを信じて、おおらかな気持ちでご主人と接して下さい。

あなたの可愛いお子さんがやってくるのを、私たちも一緒に待っています。

おわりに

不妊治療に取り組まれている方は、こちらがびっくりするぐらい、いろいろ勉強されています。日々の治療中もネットでほかの方の経過を確認されたり、世界の最新情報を知っておられたり……当院にも九州以外から飛行機を使って来院されることも珍しくなく、遠くは海外から来られることもあります。

私たちは、そんな方にとって本当に有益な情報を提供し、的確な治療をおこないたいとずっと思ってきました。とくに日々の生活については、こちらが「どうかな?」と思う情報が交錯しています。そうしたなかで安易にサプリメントや薬剤の紹介はできないと思い、オーソモレキュラー療法（栄養セラピー）の勉強を8年前にはじめました。

当時は今ほど糖質制限も広がっていませんでしたし、コレステロールも低ければよい時代でした。最新の栄養学を学び、推奨サプリメントをまず自ら試し、そして日々の食生活を変えていきました。効果を実感して、次に当院のスタッフに試してもらいました。ヘム鉄を飲んでスキップしたくなるぐらい元気になったスタッフ、ビタミンEを服用してつるつるになった肌を自慢してくるスタッフ、ビタミンDを高用量服用して花粉症がよくなったスタッフを間近で見るにつれ、自信をもって、皆さんにすすめられると確信しました。

栄養学は、この10年でオセロの裏表のようにまったく反対になりました。はじめて話を聞いたとき、今までの知識と違っているため、混乱されるのも当然です。スーパーやコンビニには産業界の都合でできた食品、以前の情報に基づいた嗜好食品があふれています。本当に正しい食事のために、最新の情報をもとに今までの生活習慣を変えていきましょう。

今回、定真理子さんのお力をお借りして、最新の栄養療法を1冊にまとめることができました。できれば何度も読み返してください。私も多くの方のデータを整理し、客観的な情報をまとめることができました。世界ではじめての情報も皆さんに提供でき、うれしく思います。また全国で活躍されている先生方から最新の情報を直接いただきました。ここにお礼を申し上げます。

最後に、食生活の改善とは何を食べるかだけでなく、どれだけ吸収できるかにかかっています。おなかの腸がしっかり働くには、心を穏やかにして、副交感神経優位にすることが大切です。何か大変なことがあっても、きっとなんとかなると信じて、ポジティブな気持ちを持ってください。Life is beautiful.（人生捨てたものではありません）

お子さんを望まれる皆さんにとって、本書がひとつの手助けになれば幸いです。

古賀文敏

この本の元となる『35歳からの栄養セラピー「妊娠体質」に変わる食べ方があった！』が誕生したのは今から7年前の２０１０年2月です。念願の本を出版できた喜びは相当なものでしたが、果たして妊娠希望の方で、とくに不妊に悩む方が手にとってくださるのだろうかと不安がありました。

今までにない新しい栄養と食事の情報や知識であり、「栄養セラピー」というネーミングもはじめてでした。私の分身のような本をどんな方が読んでくださるのか楽しみでもあり気にもなりましたが、私の心配をよそに重版を繰り返し、今現在もロングセラーとなっています。多くの皆さまに求められていた本だったようで本当に嬉しく思っております。

各地で講演会をしますと、赤ちゃんや小さなお子さまをつれたお母さんが声をかけてくださいます。「この本のお陰で妊娠できました。この子が生まれました！」というのを、もう何回も経験しています。そのたびに「私はなんて幸せ者なんだろう」と最高に嬉しくなります。そして皆さん口を揃えていってくださるのが、「育てやすい、元気な子ども、夜泣きしない、本に書いてある通りです！」。妊娠する前から栄養セラピーをおこなうと、妊娠中も産後もいいことがいっぱいなんです。実践された方からたくさんご報告いただきました。

全国の不妊治療のクリニックのロビーで本を読んだ方や図書館で読んだ方、友人や家族にすすめられて読んだ方もいらっしゃいます。会ったことがなくても本でつながっている感じがします。本の力ってすごいな～と思います。

ここ数年、妊娠希望の40歳前後の方が、非常に増えてきたと感じます。今回の本でも40代で妊娠・出産された方をご紹介しています。長年のつらい不妊治療を乗り越えて、栄養セラピーの効果もあり、不妊治療がうまくいくケースが増えているのは、本当に嬉しいことです。しかし、まだまだ不妊で悩み苦しんでいる方が、むしろ増えているのが現実です。

こんな折、改訂版のお話をいただき、私もちょうど新しい情報を盛り込みたいと思っていた矢先でしたのでお引き受けしました。そして今回は共著に、不妊治療に情熱を持ち、お人柄もすばらしく尊敬に値する古賀文敏先生をお迎えすることが叶いました。古賀ウイメンズクリニックはなかなか予約が取れないことで有名ですが、丁寧な患者さんに寄り添う治療で結果を出していることでも有名です。古賀先生の最新の情報も盛り込んで生まれ変わったこの本が、一人でも多くの皆さまの幸せにつながりますように心から願っています。

最後に産みの親でもある青春出版社の深沢美恵子さんと樋口由夏さんに感謝の意を表します。

定 真理子

著者紹介

古賀文敏　古賀文敏ウイメンズクリニック院長。日本産科婦人科学会専門医、臨床遺伝専門医。大分医科大学（現大分大学）卒業後、久留米大学産科婦人科学教室に入局。国立小倉病院や久留米大学病院などで不妊治療にあたり、2007年福岡市に開業。丁寧な診察と高い技術が評判となり、遠方からも多くの患者が訪れている。

定　真理子　新宿溝ロクリニック・チーフ栄養カウンセラー。栄養素を用いて心身の不調を改善する栄養療法に出会い、自身の不妊を克服、二児に恵まれる。以後栄養療法カウンセラーとなり、35歳以上の女性500人以上を妊娠へと導く。カウンセリングのほか、講演やセミナーなどでも活躍中。『「女性ホルモン力」がアップする食べ方があった！』『子宮を温める食べ方があった！』（共著・小社刊）など著書多数。

卵子《らんし》の老化《ろうか》に負《ま》けない
「妊娠体質《にんしんたいしつ》」に変《か》わる栄養《えいよう》セラピー

2017年4月5日　第1刷

著　者　古《こ》賀《が》文《ふみ》敏《とし》
定《じょう》　真《ま》理《り》子《こ》
発行者　小澤源太郎

責任編集　株式会社 プライム涌光
電話　編集部　03(3203)2850

発行所　株式会社 青春出版社
東京都新宿区若松町12番1号 〒162-0056
振替番号　00190-7-98602
電話　営業部　03(3207)1916

印　刷　中央精版印刷　　製　本　大口製本

万一、落丁、乱丁がありました節は、お取りかえします。
ISBN978-4-413-23037-7 C0077

女性の心と体を元気にする！
青春出版社の「栄養セラピー」シリーズ

女性の不調は「冷え」が9割
子宮を温める食べ方があった！

定 真理子　桑島靖子

四六判並製　1350円
ISBN978-4-413-03986-4

「女性ホルモン力」がアップする食べ方があった！
女の不調に効く栄養セラピー

定 真理子　北野原正高

四六判並製　1333円
ISBN978-4-413-03895-9

図で見てわかる栄養セラピー
「妊娠体質」に変わる食事

定 真理子　北野原正高

A5判並製　1267円
ISBN978-4-413-11085-3

40歳からヤセ体質に変わる！栄養セラピー

定 真理子　深瀬洋子

青春文庫　657円
ISBN978-4-413-09541-9

※上記は本体価格です。（消費税が別途加算されます）
※書名コード（ISBN）は、書店へのご注文にご利用ください。書店にない場合、電話またはFax（書名・冊数・氏名・住所・電話番号を明記）でもご注文いただけます（代金引換宅急便）。商品到着時に定価＋手数料をお支払いください。〔直販係　電話03-3203-5121　Fax03-3207-0982〕
※青春出版社のホームページでも、オンラインで書籍をお買い求めいただけます。ぜひご利用ください。〔http://www.seishun.co.jp/〕

お願い　ページわりの関係からここでは一部の既刊本しか掲載してありません。折り込みの出版案内もご参考にご覧ください。